Ullstein

Walter Krämer

WIR KURIEREN UNS ZU TODE

Rationierung und die Zukunft der modernen Medizin

Ullstein

Ullstein Buchverlage GmbH,
Berlin
Taschenbuchnummer: 35669

Aktualisierte Ausgabe
April 1997

Umschlaggestaltung:
Christof Berndt & Simone Fischer
Foto: Mauritius

Alle Rechte vorbehalten
© 1993 by campus Verlag GmbH,
Frankfurt am Main
Gesamtherstellung:
Clausen & Bosse, Leck
ISBN 3-548-35669-9

Gedruckt auf alterungsbeständigem
Papier mit chlorfrei
gebleichtem Zellstoff

Die Deutsche Bibliothek – CIP-Einheitsaufnahme

Krämer, Walter:
Wir kurieren uns zu Tode: Rationierung und die Zukunft der
modernen Medizin / Walter Krämer. – Aktualisierte Ausg. –
Berlin: Ullstein, 1997
(Ullstein-Buch; 35669: Ullstein-Sachbuch)
ISBN 3-548-35669-9
NE: GT

Inhaltsverzeichnis

*»Ich halte es für wahr, daß die Humanität endlich siegen wird,
nur fürchte ich, daß zur gleichen Zeit die Welt ein großes Hospital und
einer des anderen humaner Krankenwärter werden wird.«*

Goethe, an Frau von Stein

Vorwort

Laut Norbert Blüm sind nur zwei Bauwerke auf der Erde – die chinesische Mauer und die Aachener Universitätsklinik – vom Mond mit bloßem Auge zu erkennen.

So wie früher die Kirche sind heute Krankenhaus und Medizin das Zentrum der humanen Existenz. Neunundneunzig von hundert Deutschen erblicken mittlerweile in einem Krankenhaus das Licht der Welt, mehr als die Hälfte sterben dort. Von der Wiege bis zur Bahre, von dem Augenblick, da wir unsere Augen zum ersten Mal aufschlagen, bis zu dem Moment, da wir sie endgültig schließen, läßt uns die Medizin nicht mehr aus ihren fürsorglichen Fingern, mit einem Aufwand, der inzwischen das komplette Sozialprodukt ganzer Länder wie Griechenland und der Türkei zusammen übersteigt. Mehr als zwei Millionen Menschen, mehr als in der gesamten Automobil-, Stahl- und Chemieindustrie zusammen, therapieren, diagnostizieren und kurieren heute in der Bundesrepublik, Zahnärzte, Ärzte, Apotheker, Apothekenangestellte, Hebammen, Heilpraktiker, Krankenpfleger und -gymnasten, Optiker und Orthopäden, Krankenschwestern und Masseure, nicht zu vergessen die mehreren hunderttausend Arbeiter und Angestellten in Krankenkassen und Pharmaindustrie, mit Ausgaben bzw. Kosten, die weit schneller wachsen als wirtschaftliche Leistungsfähigkeit und Produktivität, die alle Finanzierungsrahmen aufzusprengen drohen.

Das Gesundheitswesen ist der einzige Wirtschaftszweig, der auch in einer Rezession nicht schrumpft, der mit seinem Riesenarchipel von Produktionsbetrieben in guten wie in schlechten Zeiten die Republik tagtäglich dichter überzieht, der in gewisser Weise wie ein

Krebsgeschwür den Wirtschaftskörper auszehrt und durchdringt und der, wenn wir nicht gegensteuern, den Rest der Volkswirtschaft ersticken wird.

Anders als die meisten Kritiker des modernen Gesundheitswesens glaube ich aber trotzdem nicht, daß die Medizin als solche etwas Schlechtes ist. Ich bin vielmehr durchaus dankbar für den modernen Medizinbetrieb und glaube auch, daß unsere Ärzte, Apotheker, Krankenhausverwalter und Pharmafirmen ihre Arbeit einigermaßen kompetent verrichten, kompetenter jedenfalls als viele andere, die weit weniger Kritik und Mißgunst auf sich ziehen.

Daß unser Gesundheitswesen dennoch ein einziges Desaster ist, liegt weniger an den Menschen, die auf perverse Anreize nur allzu menschlich reagieren, als an seiner zielwidrigen und kontraproduktiven Organisation, an der Unfähigkeit aller Beteiligten, gewissen unangenehmen Wahrheiten ins Gesicht zu sehen, und paradoxerweise am technischen Erfolg des modernen Gesundheitswesens selbst. Daher sei schon gleich zu Anfang darauf hingewiesen, daß mit dem Titel »Wir kurieren uns zu Tode« nicht ein weiteres Lamento gegen die moderne Medizin beginnen soll; ich wende mich in diesem Buch vor allem den Wurzeln, nicht den Symptomen des Desasters zu und lasse die allgegenwärtigen Kunstfehler, die flächendeckende Korruption und Ineffizienz und die vielbeklagte Kälte der modernen Medizin fast völlig aus dem Spiel (von einem kleinen Exkurs im 5. Kapitel abgesehen).

All diese Sekundärprobleme – Vertrauensverlust und »Entmythologisierung«, Ressourcenverschwendung, Kunstfehler und technische Kälte, Defizite in der Trösterrolle, die zunehmende Entmündigung der Patienten durch die Heilberufe – lenken von dem eigentlichen, langfristigen, strategischen Dilemma der modernen Medizin nur ab; dieses Dilemma der modernen Medizin ist nicht ein Mangel, sondern ein Übermaß der guten Dinge, ein Zuviel und kein Zuwenig an sinnvoll Machbarem, ein Zuviel und kein Zuwenig dessen, was der Medizinbetrieb an Diagnosen, Medikamenten, Maschinen, Therapien heute hat und kann. Wie Goethes Zauberlehrling werden wir die guten Geister, die wir riefen, nicht mehr los, die

Medizin hat aufgehört, uns zu bedienen, sie beginnt, uns zu beherrschen.

Denn auf dieses Übermaß des Machbaren sind weder die Medizin noch ihre Kunden vorbereitet. Unser Gesundheitswesen wurde zu einer Zeit entworfen und mit einem heute noch gültigen Regelwerk versehen, da Ärzte außer Händehalten für ihre Patienten wenig wirken konnten, als man ins Krankenhaus ging, um zu sterben, nicht um zu genesen, als die Quote der Gesundheitsausgaben am Sozialprodukt kaum ein Prozent betrug. In einem solchen Umfeld – ohne ein einziges der Medikamente, die heute unsere Apotheken füllen, ohne die modernen Möglichkeiten der Transplantationschirurgie und Ersatzteilmedizin, ohne die Möglichkeiten, Säuglinge schon im Mutterleib und Greise noch auf dem Totenbett zu operieren – konnte man ohne große Konsequenzen allen Menschen eine optimale Medizin versprechen; sie war für Pfennige zu haben. Als Bismarck die deutschen Krankenkassen gründete, bestand deren Leistung in erster Linie darin, den Versicherten den Ausfall ihres Einkommens zu ersetzen; von Medikamenten, Krankenhaus und Heilbehandlung war keine Rede – nicht aus Sparsamkeit, sondern weil es all die Wunderdinge, die heute unser Leben retten, damals noch nicht gab.

Erst mit dem gewaltigen medizinischen Fortschritt der letzten hundert Jahre wurde die Menge und das Management des Angebots zu einer medizinisch wie wirtschaftlich verzwickten Sache, wurde das Gesundheitswesen zu der Quelle von Querelen, als das wir es heute kennen, und in all diese Risse und Bruchstellen, die durch das Herauswachsen des modernen Medizinbetriebs aus seiner Jahrhunderte alten Impotenz entstanden sind, in diese »Kluft zwischen Verheißung und Erfüllung« (Flöhl) leuchtet dieses Buch nochmals hinein.

Ich sage »nochmals«, weil ich die gleichen Thesen schon in meiner *Spiegel*-Serie »Die Krankheit des Gesundheitswesens«, in einem gleichnamigen, bei S. Fischer in Frankfurt erschienenen Buch und in einem bei Campus veröffentlichten Buch vertreten habe, das aber kaum gelesen wurde und das ich deshalb hier in aktualisierter und überarbeiteter Form nochmals der gesundheitspolitisch interessierten Öffentlichkeit offeriere. Gerade unangenehme Wahrheiten können es vertragen, wenn man sie dreimal sagt – vielleicht werden sie dann einmal auch gehört.

Dortmund, Januar 1997   Walter Krämer

Danksagung

Ich hatte Gelegenheit, die Thesen dieses Buches auf verschiedenen Tagungen und Konferenzen vorzutragen: der Workshop »Zukunft des Alterns« der Akademie der Wissenschaften zu Berlin, die Expertentagung »Gesundheitswesen nach dem Jahr 2000« der Hanns-Seidel Stiftung in Kloster Banz, der 8. Kongreß »Psychologie in der Medizin« in Ulm, das Symposium »Das Gesundheitswesen der Zukunft« der Pharmig in Wien, der 48. Kongreß der Deutschen Gesellschaft für Gynäkologie und Geburtshilfe in Hamburg, das Geschäftsführerseminar der AOK in Meckenheim bei Bonn, der Deutsche Anästhesiekongreß in Hamburg, mehrere gesundheitspolitische Fachtagungen der CSU in München, Augsburg, Lohr und Wildbald Kreuth, die »Arbeitsgemeinschaft Sozialdemokraten im Gesundheitswesen« in Bremen, die Managementtagung der Gödecke AG in Vitznau / Schweiz, das deutsch-britische Seminar »Prioritäten bei der Mittelvergabe im Gesundheitswesen« in Bonn, das Gesundheitsforum in Leverkusen, das Symposium »Möglichkeiten und Grenzen der modernen Medizin« in Frankfurt, der 2. Schleswig-Holsteinische Kassenärztetag in Bad Segeberg, mehrere Gesundheitskonferenzen der Deutschen Gesellschaft für Versicherte und Patienten in Bonn, mehrere Delegiertenversammlungen des Freien Verbandes Deutscher Zahnärzte in Bonn, Berlin und Magdeburg, der 2. Kongreß »Altern und Politik« der Deutschen Gesellschaft für Gerontologie und Geriatrie in Freiburg, die Klausurtagung des Deutschen Apothekerverbands in Düsseldorf, der 4. Workshop »Rationierung im Gesundheitswesen« des Forschungsverbundes Public Health Sachsen in Dresden, die 24. Jahrestagung mittelrheinischer Chirurgen in Ludwigshafen, eine Vortragsveranstaltung der Medizinischen Gesellschaft zu Osnabrück, der 2. Weltkongreß »Surcial Economy and Efficiency« in Kiel, der »Dialog Sozial« des Ministeriums für Arbeit, Soziales und Gesundheit Rheinland-Pfalz, das Fachforum Hessischer Arzneimittelfirmen in Frankfurt, ein Gesundheitsökonomisches Symposium der Universität Konstanz, der Bayerische Krankenhaustag 1996, die 5. Bremerhavener Gesundheitswoche und eine Tagung zur Rationierung in der Medizin der deutschen Sektion der Biometrischen Gesellschaft in Berlin. Der Widerspruch und die Kritik, zuweilen auch die Zustimmung, die ich bei diesen Anlässen erfahren habe, haben den vorliegenden Text an zahlreichen Stellen direkt oder indirekt berührt. Besonders bedanken möchte ich mich bei Oskar Außerer, Paul Baltes, Hans-Harald Bräutigam, Ruth Chadwick, Rainer Flöhl, Christoph Fuchs, Florian Gerster, H. Häfner, W. Gerok, Rolf Kegel, Franz-Jakob Kirsch, Schwester Basina Kloos, Klaus-Dieter Kossow, Frank-Ulrich Montgomery, Eckhard Nagel, Rupert Neudeck, Reinhard Purschke, Herbert Rebscher, Karl Wegscheider, Friedrich Wilhelm Schwartz, Hellmuth Zenz und Manfred Zipperer. Es versteht sich von selbst, daß diese Personen meine Sicht der Dinge nicht notwendig teilen oder unterstützen (von den meisten weiß ich, daß sie sie – zumindest offiziell – bekämpfen).

Weitere Anregungen verdanke ich meinen Kollegen aus dem gesundheitsökonomischen Ausschuß des Vereins für Sozialpolitik, besonders Friedrich Breyer, Klaus-Dirk Henke, Hartmund Kliemt, Robert Leu, Peter Oberender, Matthias Graf von der Schulenburg und Peter Zweifel, den Lesern der Vorgängerfassungen dieses Buches, besonders Wolfgang Franz, Julius Hackethal, Günter Krämer und Jens Petersen, dem Wissenschaftlichen Institut der Ortskrankenkassen (vielen Dank für die freundliche Übersendung der jährlichen Krankenhaus- und Arzneimittelreports) sowie der Abteilung Dokumentation des *Spiegel*, die bemerkenswert gründlich alle Zahlen und Zitate meines Vorgängerbuches *Die Krankheit des Gesundheitswesens*, auf das ich mich hier teilweise stütze, auf Korrektheit überprüft und mich vor mancher Fehlmeldung gerettet hat. Auch hier sind natürlich verbleibende sachliche Fehler wie kontroverse Werturteile allein dem Autor anzulasten.

1. Opfer des eigenen Erfolges

»Alle reden von der Medizin, aber keiner tut etwas dagegen.«
(Anonymus)

Fangen wir mit einem Faktum an: Die moderne Medizin ist heute eher unbeliebt. Zumindest die etablierte Standardmedizin. Während Schulmediziner zusehends um Patienten werben müssen, werden die Warteschlangen in den Praxen der Heilpraktiker immer länger, »blüht das Handwerk der Urinbeschauer und Gurus« immer üppiger, zeigt die Spitzenstellung der Ärzte in der Beliebtheitsskala der Berufe »vielfältige Erosionserscheinungen«, meinen immer mehr Menschen, man könne »dem Arzt nicht kritisch genug auf die Finger sehen« und scheinen die einzigen Regionen unserer Welt, wo sich der Medizinmann noch in gewohnter Ehre und Verehrung sonnt, die Urwälder von Borneo und Sumatra zu sein.

»Noch niemals in ihrer zweieinhalbtausendjährigen Geschichte war die Medizin so leistungsfähig und erfolgreich wie in der Gegenwart«, schreibt der Innsbrucker Ordinarius für medizinische Psychologie Wolfgang Wosiak, »und noch niemals in ihrer Geschichte wurde sie so heftig kritisiert und attackiert.« Die einstigen Halbgötter in Weiß mit Tinte zu bekleckern ist fast zu einem journalistischen Volkssport geworden, kaum eine Zeitung oder Zeitschrift kommt heute ohne Pflegenotstand, Organschacher, Kunstfehler oder Abrechnungsschwindel aus, statt »Trost« und »Heilung« wie noch vor wenigen Jahrzehnten weckt das Stichwort »Medizin« heute eher Erinnerungen an »Skandal«, »Betrug« und »Staatsanwalt«.

Der Arzt im » *Spiegel*«

Noch vor kaum 30 Jahren, als Ärzte auch nicht besser und die Krankenhäuser sicher gefährlicher waren als heute, war das noch alles anders, so das Fazit einer Dissertation mit dem Titel »Arzt im *Spiegel*« von Brunhild Stehr vom Institut für Geschichte der Medizin der Universität zu Köln. Im Jahr 1967 hat der *Spiegel* insgesamt 46 Artikel mit zusammen 159 Spalten zu medizinischen Themen publiziert, davon knapp die Hälfte mit eindeutig positivem Unterton. Weitere 35 Prozent der Artikel brachten neutrale Informationen, vorzugsweise über zahlreiche Leiden, deren Therapie von nun an möglich war bzw. mit neuen Methoden angegangen werden konnte: Teststreifen zur Früherkennung von Diabetes, der erfolgreiche Einsatz des Lithiums bei manisch-depressiven Störungen, die Entdeckung des Anti-D-Gammaglobulins zur Entschärfung von Rhesusinkompatibilität, eine mögliche Therapie der Arteriosklerose durch Cholestyramin, oder die Reinigung arteriosklerotisch verengter Herzkranzgefäße mittels eines Sandstrahlgebläses.

Die wenigen kritischen Artikel (13 %, etwa über den Conterganprozeß) fallen dagegen kaum ins Gewicht. »Tendenz: Fortschrittsglaube, Optimismus«, resümiert Frau Stehr. Euphorie und Gottvertrauen, »der Glaube an einen unaufhaltsamen wissenschaftlichen Fortschritt« hielten die Menschen in ihrem Bann. Enthusiasmus, Aufbruchstimmung allerorten, die Unsterblichkeit stand vor der Tür.

Dagegen kann man die aktuelle Stimmung, ausgedrückt durch die folgende Auswahl von *Spiegel*-Titeln der 80er und 90er Jahre, nur einen Katzenjammer nennen:
- Begrabene Illusionen
- Krank durchs Krankenhaus
- Der große Krankenhaus-Skandal
- Deprimierende Bilanz der deutschen Krebsforschung
- Umstrittene Operation gegen Kurzsichtigkeit
- Medikamente: Höchst gefährlich
- Allergiker: Geldquellen für Ärzte?
- Augenärzte warnen vor Laser

- Antidepressiva vom Markt genommen
- Sterilisation: Ermittlungsverfahren gegen Ärzte
- Irreführende Werbung für Schmerzmittel
- Psychiatrie: Schande ohne Ende
- Streit über Durchblutungsmittel
- Anklage wegen Weitergabe verseuchten Blutes
- Krieg den Kranken
- Hickhack im OP
- Problem mit Human-Insulin
- Wie gefährlich sind die Ärzte?
- US-Ärzte: Betätigungen als Embryonen-Dealer
- Aids: Infektion durch Nierenverpflanzungen
- Alzheimer-Krankheit wird zur Epidemie
- Kostendämpfung auf Kosten der Patienten
- Oberärzte hadern mit sich selbst
- Überall illegale Gewinne
- Pfusch am Herzen
- Sparen mit dem Fallbeil
- Mißbildungen durch Akne-Mittel
- Disziplinarverfahren gegen Augenarzt
- Verstrahlte Krebspatienten
- Bares oder einen BMW (wie deutsche Herzchirurgen sich schmieren lassen)
- Neue Belege im Herzklappen-Skandal

und so weiter. Jeder Leser einer deutschen Tages- oder Wochenzeitung könnte diese Liste im Handumdrehen beliebig verlängern. Wer nicht weiß, was die moderne Medizin und das moderne Krankenhaus in den letzten beiden Jahrzehnten geleistet haben, muß beide für einen Zweigbetrieb der Mafia halten.

Inflation der Ansprüche

Dieses moderne Mißverhältnis zwischen den objektiven Fähigkeiten der Medizin auf der einen und den subjektiven Einschätzungen der Menschen (bzw. ihrer Vordenker) auf der anderen Seite entsteht zum Teil durch unsere enttäuschten Erwartungen: Trotz aller Milliarden für Gesundheit sterben wir auch weiterhin. Wer die Unsterblichkeit verspricht, darf sich nicht wundern, wenn das Publikum den zweiten Preis, d. h. ein längeres (wenn auch nicht notwendig gesünderes) Leben, verschmäht. In angelsächsischen Ländern ist dieses Phänomen als »overselling« bekannt. Wer ein Paradies verspricht, ob im Gesundheitswesen oder anderswo, erntet damit notwendig Enttäuschung und Ernüchterung. Die Illusion von allzeit herstellbarem Fortschritt war Mutter einer »ungeduldigen Überansprüchlichkeit«, so der Gießener Psychologe H. E. Richter, an der sich die Medizin nun messen lassen muß.

Dabei ist vollkommen belanglos, wer als zweiter Elternteil für diese Überansprüchlichkeit geradestehen muß, die Medizin selbst oder die stets übertreibenden Massenmedien, die genauso marktschreierisch, wie sie heute über Kunstfehler und Abrechnungsschwindel trompeten, seinerzeit in das Horn des Fortschritts gestoßen haben. Mitgefangen, mitgehangen. Das Publikum mißt Erfolge nie am Erreichten, sondern nur an dem, was versprochen und gehalten wurde, und da klafft in der Medizin angesichts früherer Träume von ewiger Gesundheit doch eine große Lücke.

Wenn also heute vor hundert Jahren, als die Menschen reihenweise und in jungen Jahren an heute vergessenen Krankheiten zugrunde gingen, als Bluterkranke und Nierenleidende ihre Restlebenserwartung in Wochen zählten, als Unfallopfer viel öfter als heute das Krankenhaus als Krüppel oder im Sarg verließen, als Diabetiker im Durchschnitt keine dreißig Jahre überlebten und Krebskranke nur den lieben Gott als Helfer hatten, wenn damals weniger als heute über Medizin gejammert wurde, so auch deshalb, weil man weniger von ihr erwartete.

Der Preis des Fortschritts

Von diesen enttäuschten Erwartungen einmal abgesehen, sind es aber eher die Möglichkeiten als die Mängel, die das aktuelle Dilemma des modernen Medizinbetriebs verursacht haben. Und damit sind wir mitten im Thema dieses Buches: die moderne Medizin als das Opfer ihres eigenen Erfolges. Wäre die moderne Medizin nicht so erfolgreich, was trotz aller Skandale und Ineffizienzen, die in einem eigenen Kapitel weiter unten ausführlich zur Sprache kommen werden, ganz unbestritten ist, wäre sie statt dessen auf der Stufe des 19. Jahrhunderts, bei Koch und Röntgen, Sauerbruch und Semmelweiß, stehengeblieben, hätte sie heute eine Menge Probleme weniger.

Zum Beispiel wäre viel weniger von Kunstfehlern die Rede. »Wer arbeitet, macht Fehler«, sagte schon der alte Krupp, »wer viel arbeitet, macht mehr Fehler, und nur wer die Hände in den Schoß legt und gar nichts tut, braucht keine Fehler zu machen.« Ob Ärzte dabei mehr Fehler machen als andere, ist dabei wenig relevant. Wichtig ist vor allem, daß nicht nur die Fehler, sondern auch *Möglichkeiten* für Fehler im Gleichschritt mit dem Fortschritt in der Medizin dramatisch zugenommen haben. Je mehr chirurgische Eingriffe möglich sind, desto mehr chirurgische Eingriffe können auch mißlingen, je mehr Medikamente existieren, desto mehr ungewollte Nebenwirkungen kommen ans Tageslicht, und je mehr Diagnosemöglichkeiten der moderne Arzt besitzt, desto mehr kann er fahrlässig unterlassen. Wenn deutsche Gerichte heute über Klagen zu befinden haben, daß Geburtsschäden durch einen Wehenschreiber verhinderbar gewesen wären, so kann es solche Klagen doch offenbar erst geben, seit es Wehenschreiber gibt. Dito die immer zahlreicheren Klagen auf übersehene Behinderungen bei der pränatalen Diagnostik, die Beschwerden über fahrlässig nicht erkannte Herzinfarkte oder die Klage einer weißen Frau aus dem amerikanischen New York, die nach einer künstlichen Befruchtung mit einem schwarzen Baby niederkam (720 000 DM Schmerzensgeld): Ohne die modernen Möglichkeiten der künstlichen Befruchtung, ohne die eindeutige Diagnostizierbarkeit von Geburtsschäden durch Ultraschall bzw. Enzymwerte, ohne die Möglichkeit der Frühdiagnose eines Herzinfarkts durch EKG wären diese Fälle nie in die Medien, geschweige denn vor Gericht gekommen.

Wasch mich, aber mach mich nicht naß

Der zweite Grund für unser gespanntes Verhältnis zu den Heilberufen ist unsere eigene Inkonsequenz. Wenn etwa unser bekanntes Hamburger Nachrichtenmagazin ein neues Uni-Klinikum als »Zwei-Milliarden-Grab« beschreibt, mit »Trafos, Notstromaggregaten und Turbokältemaschinen, Aufzügen, Containern, feuerfesten Türen, Gegensprechanlagen, Prozeßrechnern. Und mit Sauerstoffleitungen, Tomographen, Laborautomaten, 32 unterirdischen Operationssälen und blanken Sektionstischen nebenan«, um dann die rhetorische Frage »ein Haus für Kranke?« anzuschließen, so muß ich hier an Leute denken, die sich waschen wollen, ohne naß zu werden. Von einer künstlichen Niere oder von einem Computertomographen kann man nun einmal keine Gefühle erwarten, auch wenn sie uns zehnmal das Leben retten. Und eine Intensivstation wird nie so gemütlich wie ein Wohnzimmer.

Das Krankenhaus als Horrorkabinett, die Intensivstation als Folterkammer. »Dann habe ich einen Klinischtoten als Nachbarn«, schreibt ein Reporter. »Ein Tubus ragt ihm aus dem Mund, er atmet noch, aber es sind mit dem EEG keine Hirnströme mehr feststellbar. Ich höre noch heute sein Röcheln. Warum hält man ihn am Leben, warum muß ich alles mit ansehen? Zwischen den einzelnen Betten in der Intensivstation gibt es zwar Vorhänge, aber sie sind nicht zugezogen. Unwillkürlich muß ich immer meinen Nachbarn anschauen. Er liegt in seinem eigenen Dreck. Ich frage mich, wie die Schwestern das alles aushalten. Sie müssen immer wieder sein Bett reinigen. Dann beschäftigen sich die Ärzte wieder mit mir. Man sticht mir eine Spritze in den Bauch, es tut weh. Ich werde punktiert, warum, weiß ich nicht. Dann heißt es, daß mit meinem Magen etwas nicht in Ordnung ist. Eine Gastroskopie soll gemacht werden. Eine Maschine wird neben mein Bett geschoben. Ich soll einen dicken Schlauch schlucken. Vorher bekomme ich eine Beruhigungsspritze. Ich nehme den Schlauch in den Mund und versuche zu schlucken. Es ist eine Qual, ich muß mich übergeben ...«

Aber was ist die Alternative? Vielleicht wäre manche Odyssee durch die Korridore unserer Gesundheitsfabriken mit etwas weniger Schubladendenken zu vermeiden, oder könnten wir durch einen weniger verkrampften Umgang mit unserer Sterblichkeit verhindern, daß für immer mehr Menschen das letzte, was sie auf dieser schönen Erde sehen, nicht ein Priester oder ein Angehöriger, sondern das Firmenzeichen SIEMENS ist – der grundsätzliche Widerspruch zwischen technischem Fortschritt und menschlicher Wärme bliebe weiterhin bestehen, genauso wie die Unmöglichkeit, an beiden in gleichem Maße teilzuhaben.

Wer gesund ist, kann leicht reden angesichts eines modernen großen Klinikums. Dabei wäre der Verfasser des obigen Lamentos vermutlich der erste, gegen seinen Arzt auf Kunstfehler zu klagen, würde ihn dieser bei einem Krebsgeschwür nicht sofort, wie es die medizinische Kunst verlangt, in ein mit »Trafos, Notstromaggregaten und Turbokältemaschinen« bestücktes Großkrankenhaus zur Strahlentherapie verweisen. Daß derartige Therapien wegen der Strahlenbelastung oft unterirdisch, hinter dicken Mauern und »feuerfesten Türen« stattfinden, wäre dann ihm oder ihr vermutlich auch egal, genau wie die »bedrohlichen Assoziationen« wie »Schießscharten, Lafetten, Bunker«, die sich heute noch bei ihm einstellen, wenn er an Krankenhäuser denkt. Wenn solche Schreibtischethiker die Frage nach dem »lohnenden Leben« stellen, dann ist es meistens nicht ihr eigenes.

Schamane oder Ingenieur?

Ob es uns gefällt oder nicht: Elektronik und Chemie, nicht Anteilnahme oder Mitgefühl, sind heute die wichtigsten Zutaten des Heilerfolgs. War früher Mitgefühl fast noch das einzige, was Ärzte ihren Patienten anbieten konnten, so lenkt Mitgefühl jetzt eher von der Arbeit ab. Man kann heute als Arzt in Rente gehen, ohne jemals im Berufsleben einen Patienten gesehen zu haben, und der Medizin-Nobelpreis wird mittlerweile auch an Physiker und Ingenieure verliehen (wie z. B. 1979 an Godfrey Hounslow und Allan Cormack für die Entwicklung der Computertomographie). Statt Menschen operieren heute oft schon Roboter – und zwar viel präziser, als das Menschenhände jemals könnten –, und wenn in der folgenden Annonce aus der *Zeit* nicht explizit von Medizin und Krankenhaus die Rede wäre, käme kein Mensch auf die Idee, hier würde jemand für einen Heilberuf gesucht: »Im Krankenhaus X ist zum nächstmöglichen Zeitpunkt die Position eines Medizinphysikers oder Diplom-Ingenieurs mit entsprechender Sach- und Fachkunde gemäß den Richtlinien für Strahlenschutz in der Medizin zu besetzen. Der Bewerber soll im Bereich Strahlentherapie / Nuklearmedizin und Röntgendiagnostik entsprechend den gesetzlichen Vorschriften tätig werden. Das Aufgabengebiet umfaßt: Linearbeschleuniger, Afterloading (Buchler), Oberflächentherapie, Evados, Nukleardiagnostik und Röntgenanlagen. Gesucht wird ein Diplom-Physiker / Diplom-Ingenieur mit fachlicher Ausrichtung auf die Medizinphysik...«

Mit solchen Texten sucht man sonst den Leiter eines Wasserwerks. Vom Einfühlungsvermögen für Patienten ist jedenfalls keine Rede. Damit will ich nicht etwa sagen, Strahlentherapeuten oder Medizinphysiker wären inhuman. Wichtig ist nur: Ob sie für ihre Patienten Anteilnahme und Mitgefühl empfinden oder ob nicht, ist für die Therapie egal. Statt »caring« ist »curing« angesagt, wobei jedes Mehr an »curing« fast notwendig zu Lasten des »caring« und damit zu Lasten der priesterlichen Aura der Heilberufe gehen muß. »Nichts könnte«, so Julius Hackethal schon 1975, »den Ärztestand rascher seine Ausnahmestellung in der Gesellschaft kosten als der Nachweis, daß der Arzt im Mondflugzeitalter in erster Linie Gesundheitsingenieur sein muß, der Facharzt superspezialisierter Präzisionstechniker.« Denn Medizinmänner werden geachtet und geliebt, Ingenieure aber nicht. Vor Ingenieuren hat man (zumindest in diesem Land der Dichter und Denker) Angst.

Nachteile der Arbeitsteilung

Auch die Mediziner selbst tragen zu dieser ihrer eigenen »Entmythologisierung« nach Kräften bei. Sie »forcieren, indem sie in den Leistungskatalog für die Gebührenordnung in ergonomischen Studien für jeden Handgriff spezielle Gebührensätze einsetzen, diesen

Prozeß der Reduktion ihrer Tätigkeit auf das Niveau von Fließband-arbeit«, wie ein aufmerksamer Beobachter sehr korrekt bemerkt. Wer wie die deutschen Kassenärzte darauf besteht, per Vergütungs-ordnung jeden Handgriff einzeln abzurechnen, muß sich nicht wun-dern, wenn manche Leute glauben, das könnte ein Schimpanse ebenso.

Der technische Triumph der Medizin ist nicht nur unabhängig von deren humanitärer Dimension, er ist sogar eindeutig kontrapro-duktiv. Groß aber ist die Enttäuschung, wenn man Trost erwartet und mit Technik abgespeist wird. Das mit dem medizinischen Fort-schritt notwendig einhergehende, ja diesen überhaupt erst ermögli-chende Spezialistentum raubt den Patienten ihre Ansprechpartner, sie fühlen sich oft mehr als Opfer denn als Nutznießer eines für sie undurchsichtigen Medizinbetriebs. Man hat Experten für das Blut und die Gelenke, für Ohren und Nase, für Haut und Haare. Nur daß zu all diesen Dingen auch ein Mensch gehört, gerät dabei leicht in Vergessenheit.

Ein Medizinprofessor schildert beispielhaft, wohin das führen kann:

»Eine alte Frau verschluckt sich an einer Fischgräte, diese bleibt in der Speiseröhre stecken. Der gerufene Hausarzt diagnostiziert dies sofort korrekt und bittet ein Krankenhaus, diese rasch zu entfernen. Und nun kommt es zu einer Odyssee: Die Aufnahmestation des Großkrankenhauses führt zunächst eine ordentliche ›Aufnahme‹ durch: Anamnese, körperlicher Befund, Blutuntersuchungen. Ein Katheter wird in die Vene gelegt, Routine-Röntgenuntersuchungen der Lunge und das Elektrokardiogramm folgen. Als behandlungs-fähig wird sie in die Chirurgie verlegt. Wieder eine Aufnahmeproze-dur: Befragung, Röntgenuntersuchungen von Speiseröhre und Ma-gen. Man sieht nichts, glaubt aber, die Gräte liege weiter oben. Also ein Fall für die Hals-Nasen-Ohren-Klinik. Neue Verlegung, mittler-weile geht es der Kranken schlechter, die Schmerzen werden schlimmer, Durst stellt sich ein. Weitere Befragung und Untersu-chung. Man will den Eingriff ausführen, aber nun fehlt auf einmal der Blutkaliumwert, also noch einmal Blutabnahme, abwarten... Schließlich zieht man die Gräte mit einem kurzen Eingriff heraus.«

Keine alltägliche, aber auch keine seltene Episode. Der Patient als Opfer der medizinischen Arbeitsteilung. So kann passieren, was die *Frankfurter Rundschau* aus Rom berichtete: Der Hausmeister eines Krankenhauses findet auf der Dachterrasse die Leiche einer seit drei Monaten vermißten Patientin – offenbar hatte sich niemand für die Frau verantwortlich gefühlt. Oder auf der Toilette einer Gemeinschaftspraxis wird die Leiche eines Rentners gefunden, die dort schon mehrere Tage gelegen hatte – beim Weiterreichen von einem Spezialisten zum anderen war der Patient unbemerkt verlorengegangen.

»In einem Großbetrieb arbeitet jeder in seinem Bereich, mit streng begrenzten Kompetenzen, das Übergeordnete, eigentlich Selbstverständliche, gerät unbemerkt aus den Augen: nämlich das Wohl der Kranken... Diese Spezialisierung und damit die Trennung in Ärzte mit unmittelbarer Verantwortung für die Kranken und solche, die ihre Aufgaben nur in mittelbarer Beziehung zum Patienten versehen, ist eine Gefahr für beide Gruppen.«

Aber diese Gefahr ist unvermeidbar. Welcher Automechaniker kann denn heute noch sowohl einen Kotflügel ausbeulen als auch eine Hinterachse vermessen, sowohl die Polsterung erneuern als auch den optimalen Zündzeitpunkt bestimmen? Genauso ist technischer Erfolg auch in der Medizin nur um den Preis einer vermehrten Arbeitsteilung zu erreichen.

Dieser Preis ist zwar zu reduzieren, aber auch beim besten Willen aller Beteiligten nicht auf Null zu drücken. »Fürsorgliche Haltung am Krankenbett ist ein unverzichtbares ärztliches Gebot«, lesen wir im *Deutschen Ärzteblatt.* »Aber es ist bislang nicht erkennbar, daß dort ein wissenschaftlicher Fundus vorhanden wäre, von dem die entscheidenden Mittel gehoben werden könnten, mit denen die noch immer zahlreichen Rätsel menschlicher Erkrankungen zu lösen sind.«

Der Verlust an menschlicher Wärme und Zuwendung, der mit der modernen medizinischen Arbeitsteilung notwendig einhergeht, ist nur um den Preis einer Rückkehr zur Barfußmedizin des Mittelalters umzukehren. Wer dennoch dem guten alten Hausarzt nachtrauert, sollte sich also über die Konsequenzen im klaren sein. Vermutlich lassen wir uns im Ernstfall dann doch lieber von einem Spezialisten zum anderen weiterreichen, mögen wir uns dabei auch wie ein Werkstück auf einem Fließband vorkommen, als von einem halbgebildeten Kurpfuscher bedoktert zu werden.

There is no such thing as a free lunch – irgendwie bezahlt man immer, diese Maxime des Wirtschafts-Nobelpreisträgers Milton Friedman gilt auch im Gesundheitswesen. Wenn wir auf Dienstleistungen der modernen technischen Hochleistungsmedizin bestehen, und die meisten von uns tun das ganz entschieden, eingeschlossen diejenigen, die in gesunden Tagen gern über die Exzesse der Apparatemedizin zu lästern pflegen, dann dürfen wir sie auch nicht beschimpfen, wenn sie uns genau das liefert, was wir haben wollen.

2. Das Paradox
des medizinisch-technischen Fortschritts

»Je besser eine medizinische Versorgung ist, um so mehr Behandlungs-
bedürftige wird es geben.«
Karsten Vilmar, Präsident der Bundesärztekammer
und des Deutschen Ärztetages

Wir Deutschen sind ein Volk von Kranken. Jeder zehnte Deutsche
ist heute amtlich schwerbehindert, jeder fünfte psychisch krank,
jeder dritte Opfer einer Allergie. Zu jedem beliebigen Zeitpunkt
liegen mehr als eine halbe Million von uns im Krankenhaus. Jeweils mehr als zehn Millionen Bundesbürger, Ost und West zusammen, haben überhöhten Blutdruck, Rheuma oder Rückenschmerzen (und mindestens drei Millionen der Rheumakranken
solche Schmerzen, daß sie laut Deutscher Rheumaliga ständige
Behandlung nötig hätten), fünf Millionen haben Gallensteine, vier
Millionen Leberschäden, drei Millionen chronische Bronchitis,
und mehr als eine Million Menschen in Deutschland haben
Krebs.

Eine weitere halbe Million Menschen, meist jüngere Frauen, leiden an Muskel-, mehr als zwei Millionen an Knochenschwund. Hier
sehen Experten sogar »eine neue Volkskrankheit« am Horizont.
Rund zehn Prozent aller Schulkinder unter 14 Jahren haben
Asthma. Zehn Millionen Bundesbürger hören schlecht und bräuch-
ten eigentlich ein Hörgerät. 15 Millionen Bürger und Bürgerinnen
sind zu dick, mehr als drei Millionen leben krankheitshalber auf
Diät, und als »venenkrank«, d. h. mit dem Risiko einer tödlichen
Thrombose lebend, stufen Ärzte nochmals vier Millionen Menschen ein. Dazu kommen jeweils mehrere Millionen Suchtkranke
oder »Eßgestörte« (darunter laut der »Deutschen Hauptstelle gegen
die Suchtgefahren« allein drei Millionen behandlungsbedürftige Alkoholiker), Lungenkranke, Unfallopfer oder Diabetiker, ohne daß
die Mängelliste hier zu Ende ist. Ob multiple Sklerose, Magenleiden
oder Karies, ob Verstopfung, Herzbeschwerden oder Krebs: Von

Aids bis Zahnweh gibt es keine Krankheit, die nicht massenweise Zuwachsraten meldet und die Krankenzimmer der modernen Industrienationen füllt.

Tatsächlich oder eingebildet krank?

Dieser kollektive Marsch in die Krankheit ist zum Teil nur Illusion. Daß es heute so viele Krebs- oder Herzpatienten gibt, liegt natürlich nicht nur an der Zunahme der Leiden selber, sondern zum Teil auch an den verbesserten Diagnosemöglichkeiten, an den modernen EKG-Geräten und Computertomographen, die viele Menschen heute zu Patienten machen, die zu anderen Zeiten in keiner Krankenstatistik vorgekommen wären. »Ein Mensch, der bei einer heutigen Routineuntersuchung aufgrund von fünfzehn Untersuchungsbefunden als ›gesund‹ durchgeht«, prognostiziert der Arzt Friedhelm Storch im *Spiegel*, »wird in zwanzig Jahren, sollte der jetzige Trend der Medizin anhalten, zu einem ›Kranken‹ oder zumindest Kontrollbedürftigen.«

Auch die Definition dessen, was eigentlich eine »Krankheit« ist, hat sich im Laufe der Zeit sehr ausgeweitet. Denn die Frage, wer krank ist und wer nicht, ist alles andere als einfach zu beantworten. Wenn man etwa die Definition der Weltgesundheitsorganisation ernst nimmt – was heute allerdings keiner mehr tut –, die als gesund nur gelten läßt, wer in einem »Zustand völligen körperlichen, seelischen und sozialen Wohlbefindens« lebt, so ist heute jeder krank.

Im Sinne der Reichsversicherungsordnung ist Krankheit »eine körperliche Funktionsstörung, die behandlungsbedürftig oder arbeitsunfähig macht«, d. h. ein scheinbar problemlos feststellbarer Tatbestand. Aber wer ist arbeitsunfähig oder behandlungsbedürftig? Natürlich der Kranke, und damit sind wir wieder da, wo wir angefangen haben.

Der *Große Brockhaus* definiert Gesundheit, d. h. das Gegenteil von Krankheit, als den »Zustand, in dem sich Lebewesen befinden, wenn alle ihre Organe ungestört tätig sind und harmonisch zur Erhaltung ihres ganzen Wesens zusammenwirken.« Aber was soll »ungestört« und »harmonisch« eigentlich bedeuten?

»Gesund ist, wer über seine geistigen, körperlichen und seelischen Funktionen so verfügt, daß er seine persönlichen Lebensumstände eigenverantwortlich bewältigen kann«, schreibt der Psychologe Rainer Haun. Aber auch er kann die Rückfrage nicht vermeiden, was »eigenverantwortlich« denn heißt. Gräbt man da tiefer nach, ist man schnell wieder bei »Gesundheit« angelangt.

Gesundheit und Krankheit sind daher ganz sicher keine Dinge, die man wie Körpergröße und Gewicht problemlos definieren, messen und vergleichen kann. Der Mediziner meint damit etwas anderes als der Jurist, der Jurist etwas anderes als der Soziologe, und alle zusammen meinen wieder etwas anderes als der alltägliche Sprachgebrauch. »Wenn man also an Ihnen etwas ›krank‹ nennt, was nicht einen offensichtlichen organischen Schaden darstellt, liegt darin ein hohes Maß an Willkür«, schließt Rainer Haun. »Sie brauchen sich davon Ihr eigenes Urteil nicht schmälern zu lassen: Mit großer Wahrscheinlichkeit existiert auf der Welt mindestens eine menschliche Gesellschaft, wo das gleiche Problem nicht als ›Krankheitssache‹ für Therapieexperten angesehen wird.«

Krank ist wohl überall der Krebspatient, der Querschnittsgelähmte, der Aidsinfizierte. Weniger eindeutig krank sind schon Kurzsichtige oder Schwerhörige (denn gehört das Nachlassen des Hör- und Sehvermögens nicht zum natürlichen Altern wie Haar- oder Zahnausfall?), und noch zweifelhafter wird die Krankheit bei unglücklich Verliebten, Schlaflosen oder Spielsüchtigen, was aber die »Bundesarbeitsgemeinschaft der Landesstellen gegen die Suchtgefahren« nicht davon abgehalten hat, die Spielsucht als Krankheit anzuerkennen, weil »die Diskussion über die Ausdehnung des Krankheitsbegriffs nicht auf dem Rücken der Betroffenen ausgetragen werden dürfe«.

Krankheit per Abstimmung?

Und ganz verwickelt schließlich wird die Sache, kommen Politik und Sex ins Spiel. Im Jahr 1974 z. B. unternahm die »American Psychiatric Association« eine Abstimmung und entschied, daß Homosexualität keine Krankheit sei. Wären bei einem anderen Ausgang der Abstimmung dann Homosexuelle krank gewesen? Oder was sollen wir von Menschen halten, die mit ihrem Geschlecht nicht mehr zufrieden sind? Eine große Mehrheit würde hier wohl achselzuckend sagen »Pech gehabt«, aber nach einer Entscheidung des Sozialgerichts Hannover ist Transsexualität grundsätzlich als Krankheit anzusehen.

Selbst an einem gegebenen Ort und zu gegebener Zeit gibt es in der subjektiven Einschätzung der Menschen noch große Unterschiede. Bäuerinnen z. B. kommen in der Regel nicht auf den Gedanken, Rückenschmerzen als Krankheit zu bewerten und deshalb zum Arzt zu gehen, während das Stadtfrauen viel öfter tun. Fortgesetztes Husten ist nach einer Untersuchung des Soziologen E. K. Koos für 77 Prozent der Oberschicht ein Grund für einen Arztbesuch, in der Unterschicht dagegen nur für 23 Prozent. Bei chronischer Müdigkeit ist das Verhältnis 80 zu 19, bei Blut im Stuhl 98 zu 60 und bei Schmerzen im Brustkorb 80 zu 31. Die Frage, wer als »krank« gilt, hängt also auch davon ab, wo Menschen wohnen und wieviel Geld sie haben.

Vielleicht werden wir auch immer zimperlicher. Kam unseren Großeltern der winterliche Husten noch wie Schwitzen oder Stuhlgang als normale Reaktion des Körpers vor, so laufen wir heute schon beim kleinsten Schnupfen in die Apotheke.

Auf jeden Fall aber werden wir immer anspruchsvoller. Verschleißerscheinungen wie Schwerhörigkeit oder Zahnverlust, Schönheitsfehler wie Pickel, Warzen, Hasenscharten oder Haarausfall, früher als gottgegeben hingenommen, begründen heute einen Reparaturanspruch. Niemand wäre früher auf die Idee gekommen, wegen vorstehender Zähne die Krankenkasse zu belästigen; wer früher mit einem Silberblick geboren wurde, nahm ihn auch mit ins Grab, und auch lispeln oder stottern konnte man, ohne als krank zu gelten, ungestört ein ganzes Leben lang. Heute dagegen hätten eine Milliarde Chinesen, die kein »r« aussprechen können, nach deutscher Rechtsprechung Anspruch auf eine Sprachtherapie.

Krankheit als Dukatenesel

Und als ob wir damit noch nicht Probleme genug hätten, kommt als weitere Komplikation auch noch das Eigeninteresse der Heilberufe hinzu, die ja erst dann, wenn ein Zustand als krank und damit behandlungsbedürftig erklärt ist, von Amts wegen tätig werden und Rechnungen präsentieren können. Die Abgrenzung von gesund und krank berührt ganz unmittelbar auch die Anbieter von Gesundheitsgütern an einer Stelle, wo es sie am meisten schmerzt, nämlich am eigenen Geldbeutel. So wage ich z. B. die Behauptung, daß eine teure Kur gegen Teenagerpickel, sofern auch für Ärzte lukrativ, ehe Hippokrates sich dreimal im Grab gedreht hat, zur Entdeckung der neuen Volksseuche »Akne« und fieberhaften Aktivitäten zu ihrer Bekämpfung führen würde – teure Apparate müssen sich amortisieren, und ein leeres Krankenhausbett bleibt niemals lange ungefüllt.

Aus den gleichen, also monetären Gründen haben auch die Nachfrager von Gesundheitsgütern an einer Ausdehnung des Krankheitsbegriffs ein durchaus handfestes Interesse. Die gesetzliche Krankenversicherung etwa gewährt ihnen Krankenhilfe nur dann, wenn auch wirklich Krankheit vorliegt – wer nicht krank ist, kriegt auch nichts. Nur der Kranke hat Anspruch auf all die guten Dinge, die der große Nikolaus des 20. Jahrhunderts so freigebig und scheinbar kostenlos unter die Bedürftigen verteilt. Der heißbegehrte Stempel »krank« öffnet heute manche Tür, nicht zuletzt zum Tresor der Krankenkassen, so daß heute kaum eine körperliche oder seelische Beeinträchtigung abwegig genug erscheint, als daß man nicht auf einen geneigten Sozialrichter hoffen dürfte, der den Antragsteller per Dekret für krank erklärt.

Als Folge unserer wohlmeinenden, aber zielwidrigen Sozialgesetze ziehen Anbieter und Nachfrager also hier am gleichen Strang –

beide haben ein starkes materielles Interesse, den Begriff der Krankheit immer weiter auszudehnen. Wir werden immer kränker, und wenn nicht wirklich, so glauben wir es wenigstens.

Jenseits statistischer Illusionen

Trotzdem: Die feinere Diagnostik, unsere Überempfindlichkeit und die Tendenz gewisser Bürokraten, unsere Gesundheit am grünen Tische wegzulügen, erklären die Lazarettluft hierzulande nicht allein – sie machen die Lage nur noch schlimmer, als sie ohnehin schon ist. Wenn niedergelassene Ärzte sich heute brüsten, daß kein Patient über 40 ihre Praxis ohne positiven Befund verläßt, so steckt dahinter mehr als nur die besseren Diagnosemöglichkeiten. Wenn sich in deutschen Krankenhäusern heute mehr Patienten drängen als jemals zuvor (rund 15 Millionen jährlich verglichen mit weniger als der Hälfte 1970), ist daran nicht nur unser eingebauter Hypochonder schuld. Und wenn Patienten heute fragen: »Ich fühle mich so gesund, Herr Doktor, ist das noch normal?«, so beleuchtet das ein echtes, real existierendes Problem.

Denn der Patient hat recht: Gesundheit ist heute durchaus unnormal. Wer heute noch behauptet, niemals krank zu sein, ist entweder amerikanischer Präsidentschaftskandidat oder hat lange keinen Arzt gesehen. Trotz aller Milliarden für den Medizinbetrieb kann von einer besseren Gesundheit, ganz gleich wie man sie definiert, beim besten Willen keine Rede sein. »Das Gesundheitswesen, dem bereits Ende der 60er Jahre nahezu zehn Prozent des Bruttosozialprodukts, also ein Zehntel der geldwerten Leistungen unserer Volkswirtschaft, zur Verfügung standen, wirtschaftet mit diesen Mitteln nicht sehr erfolgreich«, urteilen die Sozialmediziner Christian und Lieselotte von Ferber von der Universität Düsseldorf. »Die Krankheitshäufigkeit nimmt eher zu.« Und fast die ganze Fachwelt urteilt ebenso. »Keine eindeutigen Indizien dafür, daß medizinische Fortschritte zur Verringerung der Krankheitshäufigkeit und zur Besserung des Gesundheitszustandes beigetragen haben«, sieht der Hannoveraner Epidemiologe Manfred Pflanz; »der früher verbrei-

tete Optimismus, daß eine Leistungsausweitung im Gesundheitswesen einen Nutzen für die gesundheitliche Situation der Bevölkerung habe und von daher sich selbst rechtfertige, ist heute – nach
einem weltweiten Läuterungsprozeß, der durch die starken Kosten-
schübe in nahezu allen Gesundheitssystemen ausgelöst wurde –
kaum noch nachvollziehbar«, konstatiert der AOK-Wissenschaftler
Ulrich Geissler; »daß der Gesundheitszustand der westdeutschen
Bevölkerung sich in den letzten zwanzig Jahren kaum verbessert
hat«, resümiert der Berliner Statistiker Christof Helberger; »daß die
hohen Aufwendungen der sozialen Krankenversicherung zu einer
Verbesserung des Gesundheitszustandes der Bevölkerung – gemessen an anderen Industrieländern – nicht geführt haben«, meint der
Epidemiologe Erwin Jahn, und auch Hans Schäfer, der Nestor der
deutschen Sozialmedizin, pflichtet diesem Fazit bei: »Es kann defi-
nitiv keine Rede davon sein, daß die Menschen zunehmend gesünder werden... Die Steigerung der Kosten ist, was die Morbidität
betrifft, total unergiebig gewesen.«

Diese Einsicht ist international. »Mit einem immer größeren Aufwand an Personal und Materialien, an Spitälern, Ärzten, technischen Einrichtungen und Heilmitteln ist es uns lediglich gelungen,
den Gesundheitszustand des Volkes auf dem Niveau des Jahres
1960 zu halten«, urteilt der Schweizer Medizinprofessor Meinrad
Schär. »Große Fortschritte haben wir trotz des ausgegebenen Hei-
dengeldes nicht gemacht.« »Im Laufe des Jahres 1983 waren 44
Prozent der Österreicher mindestens einmal erkrankt oder verletzt... Im Jahr 1973, bei einer vergleichbaren Untersuchung, ga-
ben nur 40 Prozent der Österreicher an, erkrankt oder verletzt gewesen zu sein«, meldet das Statistische Zentralamt Wien, und gleiches hört man auch aus Frankreich, Schweden, Italien, England
oder aus den USA. Welche reiche Industrienation wir auch betrachten, wie auch immer wir Gesundheit messen und welche Statistik
auch immer wir zu Rate ziehen, das traurige Fazit ist dasselbe: Trotz
allen Aufwands für die Gesundheit werden wir alle zusammen dennoch nicht gesünder, trotz eines Riesenaufgebots an Apparaten,
Geld und Helfern bleibt eine optimale Gesundheit für alle heute genauso illusorisch wie zu Zeiten Bismarcks oder gar des alten Fritz'.

Medizin macht krank

Dieses Dilemma hat aber andere Gründe, als die meisten Menschen glauben. Der moderne Vorwurf etwa, daß »die Gesellschaft« durch ihre Spannungen und Zwänge die Menschen heute im Vergleich zu anderen Zeiten kränker mache, ist trotz der einen oder anderen Detailbestätigung als Generalerklärung ganz sicher falsch. Denn auch Kühe werden krank, und ein gereizter Blinddarm fragt nicht nach den gesellschaftlichen Produktionsverhältnissen. Genausowenig sind Umweltschäden oder Streß am Arbeitsplatz der eigentliche Hauptmotor. Man braucht doch nur einen Arbeiter bei Thyssen oder Krupp zu fragen, ob er mit seinen Kollegen vor fünfzig Jahren und deren 48-Stunden-Woche tauschen möchte. Und auch die Botschaft Ivan Illichs, daß die moderne Medizin uns direkt und ohne Umwege kränker mache, wird durch noch so monotones Nachbeten in manchen deutschen Medien nicht richtiger. Sicher werden viele von uns im Krankenhaus erst richtig krank (laut dpa sterben jährlich zwischen 15000 und 30000 Patienten in deutschen Krankenhäusern an Infektionen, die sie erst dort bekommen haben), durch Kunstfehler verstümmelt oder durch Arzneien abhängig gemacht, aber diese »Betriebsunfälle« (ich bitte, diese etwas zynische Beschreibung zu entschuldigen) gehen kaum über das hinaus, was wir anderswo, etwa im Verkehrs- oder Wohnungswesen, als traurige, aber letztendlich unvermeidbare Zwillinge des Fortschritts seit langem akzeptieren.

Das Paradox, daß wir mit wachsenden Ausgaben für Gesundheit trotzdem immer kränker werden, hat andere Wurzeln. Dieser vermeintliche Widerspruch von Gesundheitsausgaben und Krankenständen ist in Wahrheit nämlich überhaupt nicht widersprüchlich, und der vermeintlich so bescheidene Ertrag des modernen Medizinbetriebs ist in Wahrheit alles andere als bescheiden. Die Wahrheit, die paradoxe und sehr schmerzhafte Wahrheit ist vielmehr, daß uns die Medizin nicht trotz, sondern *wegen* ihrer Erfolge immer kränker macht und immer kränker machen muß. Ihr vermeintlich so enttäuschendes Ergebnis ist alles andere als ein Indiz für Impotenz, sondern eine logisch geradezu notwendige Konsequenz ihrer großen

Siege über Tod und Seuchen, die sie in den letzten 100 Jahren davongetragen hat.

Diese Einsicht wird am besten an einem Beispiel klar: Angenommen, eine größere Anzahl von Menschen, die aus irgendeinem Anlaß in einem Saal versammelt ist, etwa eine Geburtstagsrunde, einigt sich auf ein »Spiel« – jeder, der weniger als einen bestimmten Geldbetrag mit sich führt, muß den Saal verlassen. Wieviel Geld haben die anderen dann im Durchschnitt in der Tasche?

Offenbar hängt das ganz entscheidend von der kritischen Grenze ab. Liegt diese etwa bei eintausend Mark, d. h. muß jeder mit weniger als tausend Mark im Portemonnaie den Saal verlassen, so haben die Zurückbleibenden logisch notwendigerweise jeder für sich und damit auch im Durchschnitt mehr als tausend Mark dabei.

Senken wir dagegen die kritische Grenze auf einhundert Mark, so bleiben einerseits mehr Menschen im Saal zurück, die aber andererseits im Durchschnitt, und die Betonung liegt auf *Durchschnitt*, ärmer sind. Das Vermögen der »Stammbesatzung« bleibt zwar gleich, aber der Durchschnitt sinkt, weil jetzt auch viele Personen mitzählen, die vorher nicht dabeigewesen sind.

Dieses Spiel können wir nach Belieben weitertreiben: Bei einer Grenze von zehn Mark etwa dürfen nochmals mehr Menschen bleiben, die aber im Durchschnitt nochmals ärmer sind, und genau diesen Effekt hat, grob gesprochen, wenn wir Geld mit Gesundheit vertauschen, auch die moderne Medizin: Sie gibt immer mehr Menschen, die ohne sie den Saal bzw. unsere schöne Welt verlassen müßten, sozusagen eine Aufenthaltsverlängerung.

Angenommen, jedermanns Gesundheit wäre auf einer Skala von 1 (kerngesund) bis 5 (todkrank) eindeutig zu bestimmen. Eine Familie von 4 Personen mit den Einzelzuständen 5 (schwer herzkranke Großmutter), 3 (nierenkranker Ehemann), 2 (übergewichtige Ehefrau) und 2 (leicht asthmatischer Sohn) hätte dann beispielsweise die Durchschnittsgesundheit 12 : 4 = 3. In der Schule wäre das ein »befriedigend« – nicht schlecht, aber auch kein Grund für übermäßige Begeisterung.

Diese Note »befriedigend« ist aber nur ein Durchschnittswert. Sie umfaßt die herzkranke Großmutter genauso wie ihren kerngesunden (vom Asthma abgesehen) Enkelsohn.

Vor hundert Jahren, ohne die modernen Herzmittel und ohne die koronare Bypass-Chirurgie, wäre die Großmutter längst gestorben. Genausowenig hätte der nierenkranke Vater, der heute dank seines Heimdialysegerätes noch Jahrzehnte seine Familie ernährt, die ersten zwölf Monate nach Ausbruch der Krankheit überlebt. Die Überlebenden, die Witwe und ihr Sohn, hätten dann die Kollektivgesundheit 4 : 2 = 2 gehabt, ohne Medizin wäre die Restfamilie gesünder!

Die durchschnittliche Gesundheit der modernen Bundesbürger ist nicht deshalb so schlecht, weil die moderne Medizin so schlecht ist, sondern weil sie so *gut* ist, weil sie so viele Kranke am Leben erhält, und zwar an einem in der Regel durchaus lebenswerten Leben, die früher längst gestorben wären. Gerade *weil* sie uns durch ihre Effizienz im Reparieren immer länger leben läßt, gerade *weil* sie immer mehr früher todgeweihte Menschen dem Sensenmann entreißt, geht die Gesundheit aller Lebenden zurück. Wir sind krank, nicht obwohl, sondern weil wir soviel für unsere Gesundheit tun, nicht trotz, sondern wegen der Wundertaten der modernen Medizin.

Das ist das Paradox des medizinischen Fortschritts. Was dem einzelnen nützt, macht die Gesellschaft krank. Dem Individuum geht es besser (denn auch die Note 5 = todkrank ist den meisten lieber als eine 6), aber der Durchschnitt aller Individuen steht trotzdem schlechter da. Der Patient wird gerettet, aber trotzdem bzw. gerade deswegen werden die Patienten immer mehr. Wenn man zwischen Individual- und Kollektivgesundheit unterscheidet, ist es auf einmal gar nicht mehr so überraschend, daß die durchschnittliche Gesundheit aller Menschen, die noch leben, durchaus schlechter werden kann, und in der Regel sogar schlechter werden wird, auch wenn *alle* Menschen individuell gesünder werden.

Ob tatsächlich *alle* Menschen durch die Medizin als einzelne gesünder werden, kann man natürlich mit Recht bezweifeln. Darauf kommt es aber gar nicht an. Der Punkt ist einzig und allein, daß individuelle und kollektive Gesundheit zwei völlig verschiedene

Dinge sind, die sehr leicht auseinanderstreben können und in der Praxis auch auseinanderstreben werden.

Vielleicht erinnert sich der eine oder andere Leser noch an Karen Ann Quinlan, die Mitte der 80er Jahre nach zehnjährigem Koma mit 31 Jahren verstarb; ihre Eltern mußten vor Gericht das Recht erstreiten, die lebenserhaltenden medizinischen Geräte abzustellen. Wie Karen Ann Quinlan werden heute durch die Kunst der Medizin Zehntausende Bewußtloser am Leben erhalten, laut *Newsweek* eine »stille Epidemie«, die ohne die modernen Möglichkeiten der künstlichen Beatmung und Ernährung längst hätten sterben müssen. Jedes vor dem Tod bewahrte querschnittgelähmte Unfallopfer (mehr als 1000 pro Jahr allein in der Bundesrepublik), jeder Bluterkranke oder Herztransplantations-Patient, jeder durch Bestrahlungen oder Chemotherapie vorläufig gerettete Krebskranke hängt nicht nur bis zum Ende seines Lebens an der Nabelschnur des modernen Medizinbetriebs, sondern trägt auch durch sein Überleben zu einer Erhöhung der Morbiditätsstatistik bei, und mit fast jedem Erfolg der modernen Medizin, den ich genauso begrüße und herbeiwünsche wie jedermann und hier auf keinen Fall in Anführungszeichen setze, nimmt dieses Heer der Abhängigen noch weiter zu.

So haben wir z. B. in Deutschland mit die höchsten Raten an Nierenkranken in der ganzen Welt, aber nicht, weil unsere Medizin so schlecht ist, sondern weil unsere Medizin so *gut* ist. Hätten wir nicht die weltweit vorbildlichen Möglichkeiten zur künstlichen Blutwäsche für alle, die sie brauchen, so gäbe es heute in Deutschland sehr viele Nierenkranke weniger. In England etwa zählt man nur rund 150 Nierenkranke pro eine Million Einwohner, verglichen mit 400 in der Bundesrepublik, aber nicht, weil diese Krankheit dort seltener auftritt, sondern weil in England kaum ein Nierenkranker seinen 60. Geburtstag überlebt.

Oder nehmen wir den Diabetes. Heute gibt es bei annähernd gleicher Bevölkerung rund zehnmal mehr Zuckerkranke in Deutschland als zu Beginn des Jahrhunderts, aber nicht wegen der Unfähigkeit der modernen Medizin, sondern weil vor 70 Jahren das Insulin erfunden wurde. Ohne dieses Medikament, dessen segensreiche

Wirkung wohl von niemandem bestritten werden kann, hätten wir heute viele Zuckerkranke weniger.

Oder nehmen wir das Herzversagen, dem die Menschen bis vor kurzem noch hilflos ausgeliefert waren. Heute dagegen tragen mehrere 100 000 Bundesbürger einen Herzschrittmacher in der Brust, und je länger dieses Gerät sie am Leben erhält, desto mehr Herzpatienten wird es geben. Fast alle der mehreren tausend Kinder, die heute pro Jahr in Deutschland mit einem Herzfehler geboren werden, hätten früher noch vor ihrem ersten Geburtstag sterben müssen. Heute kann ihnen selbst bei schwersten Mißbildungen geholfen werden, heute werden rund 95 Prozent aller angeborenen Herzfehler erfolgreich operiert, sogar ganze Herzverpflanzungen bei Säuglingen sind keine Seltenheit. Wenn das kein Erfolg ist, was denn sonst? Aber die meisten dieser dem Tode entrissenen neuen Erdenbürger werden bis zum Ende ihres Lebens den Patientenstatus nicht mehr los.

Diese paradoxe Konsequenz einer technisch effizienten Medizin offenbart sich besonders deutlich an der modernen Menschheitsgeißel Krebs. Denn es gibt vor allem deshalb vergleichsweise wenig Krebskranke in Deutschland (an einem gegebenen Stichtag rund 150 000, die von ihrer Krankheit wissen, verglichen mit mehr als zwei Millionen, die am Herzen leiden), weil so viele von ihnen heute noch nach kurzem Leiden sterben. Die Zahl der Krebstoten pro Jahr ist regelmäßig höher als die Zahl der Krebskranken an einem Stichtag (im Fachjargon der Epidemiologen: Hohe Inzidenz bei geringer Prävalenz), weil ein Krebskranker vom Zeitpunkt der Diagnose an im Durchschnitt kaum ein Jahr mehr lebt.

Angenommen, alle rund 200 000 Krebstoten eines Jahres wären wie die Pestkranken des Mittelalters kurz nach Ausbruch der Krankheit verstorben, im Extremfall noch am gleichen Tag. Erfolgloser kann ein Heilversuch kaum sein. Gerade bei Krebs haben wir uns ja angewöhnt, den Therapieerfolg an der Überlebensdauer zu messen, und eine Überlebensdauer von nur einem Tag wäre als Mißerfolg wohl kaum zu übertreffen. Trotzdem hätten dann an einem gegebenen Stichtag sehr viel weniger Menschen Krebs! 200 000 an Krebs Verstorbene im Jahr ergäben 548 Verstorbene pro Tag, und genauso viele und nicht mehr wären auch an einem beliebig ausgewählten Stichtag krank, nur ein Bruchteil der aktuellen Zahl.

Wer will, kann dieses Spiel noch weiter treiben und fragen, wie viele Kranke wir hätten, wenn alle schon nach einer Stunde oder zehn Minuten stürben. Je kürzer jedenfalls die Überlebenszeit, desto freundlicher die Morbiditätsstatistik.

Wenn es dagegen auf der anderen Seite gelänge, alle Krebskranken, von der Diagnose an gerechnet, noch zehn Jahre am Leben zu halten, sei es durch Bestrahlung, Chemotherapie oder eine andere, heute noch unbekannte Methode, so würde die Zahl der diagnostizierten Krebskranken stetig zunehmen und nach einer gewissen Anlaufzeit sogar die Millionengrenze überschreiten – zweifellos Anlaß für so manchen neuen Bestseller und Stern-Report über Katastrophen im Gesundheitswesen und die Unfähigkeit der modernen Medizin.

Dem Leben Jahre oder den Jahren Leben?

Nur selten macht uns die Medizin wie bei der Reparatur von Knochenbrüchen oder bei der Therapie und Prävention von Infektionskrankheiten ganz gesund. Was sie uns in der Regel anbietet, sind vor allem, wie die Amerikaner sagen, nur »halfway-technologies«: Wir bleiben zwar am Leben und sind darüber in aller Regel mehr als glücklich, werden aber auch nicht komplett gesund. Die Medizin verlängert weniger das gesunde Leben, als eher die Zeit zwischen der Erkrankung und dem Tod. Ohne die moderne Medizin würden wir heute vielleicht mit 65 statt mit 75 Jahren (bzw. Frauen mit 80 Jahren) sterben, aber diese Extrajahre verbringen wir zum größten Teil im Krankenbett.

Betrachten wir einmal das Totenbuch der evangelischen Kirchengemeinde Dorotheenstadt zu Berlin aus dem Jahre 1719 (entnommen aus dem vorzüglichen Buch von Artur Imhof: *Die gewonnenen Jahre. Von der Zunahme unserer Lebensspanne seit 300 Jahren*, München 1981) und die zehn Gemeindemitglieder, die zwischen dem 7. und 10. September jenes Jahres verstorben sind:

Laufende Jahres Nr.	Name	Alter	Todesursache
127	Eva Zimmermann	40 Jahre	Rote Ruhr
128	Peter Kuno, ein Gens des Armes	24 $\frac{1}{2}$ J.	Rote Ruhr
129	Joh. Chr. Schlüter, Candidatus Theologie	30 Jahre	Schwindsucht
130	Chr. Hilling, Barbier	32 Jahre	Hitziges Fieber
131	Chr. Haffenberger, ein unechtes Kind	5 Jahre	Durchfall
132	Sophia Ch. Linstorff, ein unehlich Kind	7 Viertelj.	Rote Ruhr
133	Maria Pfaffen, Frau des Küsters	53 Jahre	Durchfall
134	Wilh. Bagandt, ein Bombardier Kind	1 Jahr	an den Zähnen
135	Joh. Ch. Riese, ehem. Kaufmann	65 Jahre	Durchfall
136	Dorothea L. Teflacker, ein Canonier Kind	4 $\frac{1}{2}$ Jahre	Rote Ruhr

Der kirchenbuchführende Pfarrer kannte natürlich noch nicht die heutige »internationale Klassifikation der Krankheiten« mit ihren mehr als 2.400 Ursachen und Ursachengruppen und trug daher als Todesursache nur Symptome wie »Hitziges Fieber« oder »Durchfall« ein. Wir wissen also heute nicht, woran die Frau des Küsters oder der ehemalige Kaufmann »wirklich« gestorben sind (so wie wir auch dem Unterschied zwischen »unechten« und »unehelichen« Kindern nicht weiter nachspüren wollen. Die obigen Angaben sind unverändert der Originaltabelle entnommen). Vielleicht grassierte auch die Ruhr in jenen Tagen ungezügelter als sonst, so daß diese Eintragungen nicht notwendig typisch sind.

Zusammen jedenfalls haben die zehn zwischen dem 7. und 10. September 1719 verstorbenen Personen 256,75 Jahre gelebt, im Durchschnitt also weniger als 26. Auch wenn wir die Kinder weglassen, beträgt die Lebenserwartung der übrigen sechs Personen nur 40,8 Jahre, die Hälfte der heutigen.

Vergleichen wir diese Zahlen einmal mit den folgenden Todesanzeigen aus einer modernen deutschen Tageszeitung (an dem Tag, da ich diese Zeilen schreibe, aus der *Hannoverschen Allgemeinen Zeitung* zufällig herausgegriffen):

TODESANZEIGEN IN WESTDEUTSCHER TAGESZEITUNG

Laufende Nr.	Alter	Bemerkungen
1	70	nach langem Leiden
2	75	plötzlich und unerwartet
3	82	nach langem, schweren Leiden
4	92	in Frieden eingeschlafen
5	77	nach schwerer Krankheit
6	62	plötzlich und unerwartet
7	89	nach langer, schwerer Krankheit
8	84	nach einem erfüllten Leben
9	83	nach einem erfüllten Leben
10	91	plötzlich für immer von uns gegangen
11	87	sanft entschlafen
12	90	in Frieden hingegangen
13	72	plötzlich und unerwartet
14	71	nach schwerer Krankheit heimgegangen
15	68	von seiner schweren Krankheit erlöst
16	78	nach schwerer Krankheit
17	91	von den Mühen ihres hohen Alters erlöst
18	75	nach schwerem Leiden
19	71	nach kurzer, schwerer Krankheit
20	80	nach langer, schwerer Krankheit

Diese Tabelle verdeutlicht noch einmal: Wir sterben heute später, aber in der Regel nicht, ohne vorher lange krank zu sein. Der Zusatz »plötzlich und unerwartet«, vor 250 Jahren nahezu obligatorisch (hätte es damals schon Todesanzeigen gegeben), ist heute weitaus seltener. Und selbst dann darf man, wie im Fall Nr. 10, dahinter eine längere Krankengeschichte vermuten. Allein die Fälle 6 und 19 lassen aufgrund ihres vergleichsweise geringen Alters den Rückschluß zu, daß die Betroffenen ähnlich dem Barbier Christian Hilling, der mehr als 200 Jahre früher an »Hitzigem Fieber« verstorben ist, kurz vor ihrem Tod noch gesund und munter waren. Die meisten anderen haben ihr hohes Alter mehr oder weniger leidend erreicht, um schließlich »nach schwerer Krankheit und langem Leiden« zu sterben.

Im Durchschnitt haben diese 20 Menschen 79,4 Jahre gelebt, mehr als dreimal so lange wie ihre Vorfahren im 18. Jahrhundert. Aber sie haben nicht notwendig auch gesünder gelebt, denn der Tod, der früher in der Blüte unserer Jahre kam, sucht uns heute oft erst nach Krankheit und im Greisenalter auf. Hatte ein Mensch zu Beginn des 18. Jahrhunderts von den 30 Jahren, die er im Durchschnitt lebte, vielleicht 27, d. h. neun Zehntel, bei guter Gesundheit zugebracht, so leben wir heute sicher weniger als 9 Zehntel unserer durchschnittlichen 75 Jahre auch gesund. Bei 45 gesunden und 30 kranken Jahren etwa (eine grobe Schätzung) hätten sich die gesunden Jahre kaum verdoppelt, die kranken Jahre aber verzehnfacht, so daß sich niemand wundern darf, wenn parallel zu unserer wachsenden Lebenserwartung auch unsere Krankenlisten immer länger werden. Mit einer Bankrotterklärung des modernen Medizinbetriebs hat das nichts zu tun.

Hippokrates = Sisyphus

Dieses Paradox des medizinischen Fortschritts, nämlich daß der einzelne gesünder wird, während gleichzeitig die Gesundheit aller Überlebenden im Durchschnitt schlechter wird, zeigt sich auch an den Krankheiten, an denen wir schließlich sterben. So gilt z. B. eine hohe Krebssterblichkeit völlig zu Unrecht immer noch als Makel für ein Land und ein Gesundheitswesen. »Krebsnest Mitteleuropa« überschrieb etwa die Hamburger *Zeit* eine typische Anklage unseres Systems. »Noch immer gibt es mehr Krebskranke in der Bundesrepublik als in irgendeinem anderen Land Europas.« Daraus wird dann geschlossen, die gesundheitliche Versorgung wäre hierzulande schlechter, die Umweltverschmutzung und der Zivilisationsstreß bedrohlicher als anderswo. »Denn Krebs, darüber gibt es heute kaum noch Zweifel«, räsoniert Egmont R. Koch, »das ist auch unsere Ernährung, die reichlich Fett und zu viele Schadstoffe aufweist, das ist die Luft, die wir atmen, das Wasser, das wir trinken, das sind die Chemikalien, mit denen wir hantieren, die Pillen, die wir schlucken. Krebs ist um uns und in uns. Krebs ist unser Tribut an die Industrialisierung, eine Folge des ungezügelten Wirtschaftswachstums, das auf die Qualität der Umwelt keine Rücksicht nahm.«

Vielleicht wird Krebs tatsächlich durch Chemiegifte oder Zivilisationsstreß ausgelöst. Der Punkt ist nur, wir würden auch dann sterben, wenn es diese Auslöser nicht gäbe, und mit großer Wahrscheinlichkeit ebenfalls an Krebs. Was auch immer die letztendliche Krebskrankheit auslöst, zu dieser gefürchteten Menschheitsgeißel konnte Krebs nur deshalb werden, weil heute immer mehr Menschen die Altersjahrgänge erreichen, in denen Krebs überhaupt erst eine Chance hat.

Wenn von den zehn Verstorbenen der Kirchengemeinde Dorotheenstadt kein einziger an Krebs gestorben ist, so nicht, weil die Menschen damals streßfreier lebten oder keine Chemikalien kannten, sondern weil die Konkurrenz ihm keine Chance ließ. Denn wer mit 20 Jahren an Roter Ruhr oder Durchfall stirbt, kann mit 65 keinen Krebs bekommen. Und wenn und das Statistische Jahrbuch des Deutschen Reiches von 1905 vermeldet (um ein beliebiges Jahr zu Anfang des aktuellen Jahrhunderts herauszugreifen), daß nur 3,7 Prozent aller 1,1 Millionen Verstorbenen an Krebs gestorben sind, so vor allem deshalb, weil damals Tbc (Ursache für mehr als 10 Prozent aller Todesfälle, verglichen mit heute weniger als 0,1 Prozent), Typhus, Cholera und Kinderlähmung dafür sorgten, daß der Eintrag »Krebs« auf Totenscheinen selten blieb.

Wer aber wollte nun behaupten, die Medizin des Jahres 1905, ohne Insulin und Penicillin, ohne Herz-Lungen-Maschine und Röntgendiagnostik (die damals soeben erfunden war), ohne Blutkonserven und EKG-Geräte, ohne Dialysezentren und Herzschrittmacher, wäre wegen der niedrigen Krebssterblichkeit im Vergleich zu heute besser gewesen? Sofern die Statistiken der Todesursachen überhaupt etwas über die Qualität der medizinischen Versorgung aussagen, dann doch dies: Je größer der Anteil der Krebstoten und Herz-Kreislauf-Opfer, desto besser die Versorgung, desto länger das Leben und desto höher die Lebensqualität.

Dieser Effekt zeigt sich sowohl über die Zeit als auch über den Raum hinweg. So haben etwa japanische Männer die höchste Lebenserwartung (rund 74 Jahre), aber auch die höchste Krebssterblichkeit der Welt (mehr als 25 Prozent). Auf der anderen Seite sterben in medizinisch unterentwickelten Ländern wie dem südamerikanischen Peru nur 8,6 Prozent aller Menschen an Krebs, etwa ein Drittel der Quote Japans, aber nicht, weil die Medizin dort so gut ist, sondern weil sie so schlecht ist. »Die hygienischen Verhältnisse sind, besonders außerhalb der Region Lima-Callao, zumeist unzureichend«, schreibt das Statistische Bundesamt. »Zentrale Trinkwasserversorgung und Kanalisation sind in weiten Teilen des Landes unbekannt. [...] Unterernährung ist weit verbreitet. Etwa zwei Drittel der peruanischen Bevölkerung leiden an einseitiger oder mangelhafter Ernährung. Unter der indianischen Bevölkerung ist der Genuß von Koka und anderen Drogen weit verbreitet. Verschiedene Magen- und Darmkrankheiten sowie Tuberkulose treten häufig auf.«

Das und nicht ein sonniges Idyll zufriedener Senioren, die nach und nach klaglos von dieser schönen Erde scheiden, ist das typische Bild einer Gesellschaft ohne Krebs. Zwar hat dieser zusammen mit all den anderen chronischen Krankheiten und Abnutzungserscheinungen, an denen wir heute mit zunehmendem Alter immer häufiger leiden, in der Tat erst durch die von vielen so beklagten Errungenschaften der modernen Zivilisation seine heutige Hauptrolle erhalten, aber weniger unmittelbar, sondern vor allem indirekt, durch die Elimination der vorher dominanten Konkurrenz. Auch hierzulande würde sich die Sterblichkeit an Krebs im Handumdrehen drastisch reduzieren, stürben die Menschen wie in Peru vorher an Lungenentzündung oder Cholera, an Typhus oder Tbc. Solange daher Krebs und viele Herzleiden weitgehend unheilbar sind, so lange sind auch hohe Todesraten bei diesen Krankheiten für ein Gesundheitswesen keine Schande, sondern ganz im Gegenteil ein Qualitätsmerkmal.

Und selbst wenn der Medizin auch hier eines Tages eine Therapie gelingen sollte, wäre das nicht der Beginn des Paradieses auf Erden, sondern nur der Startschuß für ein weiteres Rennen um den Titel »Menschheitsgeißel Nummer eins«. Große Chancen hätte dabei die sogenannte »Alzheimer-Krankheit«, eine Degenerationserscheinung des menschlichen Nervensystems und laut der Hamburger *Zeit* »eine Krankheit, die derzeit Amerika erschreckt«. Wer weiß, vielleicht erschreckt sie bald auch uns. Denn alle Triumphe der Medizin bringen uns der Unsterblichkeit nicht näher, sondern schaffen nur Arbeit für die nächste Medizinergeneration. Die Tbc-Kranken von gestern sind die Dialysepatienten von heute und werden die multimorbiden geriatrischen Pflegefälle von morgen sein. Der moderne Arzt ist weniger der Halbgott in Weiß, der den Schlüssel zu ewiger Jugend verwaltet, eher ein neuer Sisyphus, dessen Sorgen und Nöte mit jedem Erfolg nur immer größer werden. Die große Gleichung »Mehr Geld = mehr Gesundheit« ist ganz eindeutig falsch. Genauso könnten wir versuchen, einen Brand zu löschen, indem wir Benzin hineinschütten. Je mehr die Medizin sich anstrengt, desto kränker werden wir, die moderne Medizin sitzt ein für allemal in einer großen Fortschrittsfalle fest.

3. Kein Ende der guten Dinge

Sir Patrick (ein Kollege, zum verantwortlichen Arzt): Na, Herr Lebensretter?
Welcher von beiden soll uns erhalten bleiben, dieser ehrenhafte brave Blen-
kinsop oder dieser verdammte Schurke von einem Künstler?
Ridgeon: Nicht leicht zu entscheiden, was? Blenkinsop ist ein ehrenhafter,
braver Mann; aber ist er nützlich? Dubedat ist ein Schurke; aber er ist eine
echte Quelle, aus der hübsche, angenehme und nützliche Dinge fließen.
Sir Patrick: Was für Dinge wird diese Quelle seiner armen, unschuldigen Frau
spenden, wenn sie auf seine Schliche kommt?
Ridgeon: Das ist wahr. Ihr Leben wird dann die Hölle sein.
Sir Patrick: Sage mir noch etwas: Nimm an, du würdest vor die Wahl gestellt,
entweder im Leben alle Bilder schlecht und alle Menschen gut oder alle Bilder
gut und alle Menschen schlecht zu finden. Wie würdest du wählen?
George Bernard Shaw: The Doctor's Dilemma, 1906

»The latest, super-expensive AIDS-Drugs are being approved by regulators
with record speed. But who can afford them?«
The Economist, 1996

Der medizinische Fortschritt macht uns nicht gesünder, sondern
eher kränker. Statt Achtung und Ehrfucht vor dem Medizinbetrieb
produziert er Patientenschutzvereine und Kunstfehlerskandale.
Und statt den Heilberufen das Leben zu erleichtern, zwingt er sie
immer öfter zu entscheiden wie der Kapitän der sinkenden Titanic:
3000 Menschen an Bord, aber nur für 1500 gibt es Rettungsboote –
wer darf überleben, wer muß sterben?

Auch dieses Dilemma – schon von Shaw vorausgesehen – ist erst
entstanden, seit es echte Rettungsboote im Gesundheitswesen gibt.
Und das ist gar nicht lange her. Operationen am offenen Herzen gibt
es erst seit der Erfindung der Herz-Lungen-Maschine 1954, Blutwäsche (Dialyse) seit 1960, Computertomographen seit 1973, und
Kunstherzen – für viele Herzpatienten die einzige Hoffnung bis zum
Eintreffen eines humanen Spenderherzens – sogar erst seit 1982,
um nur einige der spektakulärsten Fortschritte herauszugreifen, von
denen unsere Großeltern nur träumen konnten. Noch 1970 gab es
in Deutschland West wie Ost keine einzige Verpflanzung einer Leber oder Lunge, von Herz und Knochenmark (für Leukämiepatienten oft die einzige Rettung) ganz zu schweigen. Nierenlithotripter,

Blutgerinnungspräparate, Kernspintomographen oder künstliche Hüftgelenke waren noch vor wenigen Jahrzehnten völlig unbekannt, und damit mußte auch niemand entscheiden, wer in den Genuß dieses Fortschritts kommen durfte und wer nicht.

Die 50-50 Hypothese

Erst zu Beginn des 20. Jahrhunderts, so sagen Medizinhistoriker, wurde die Wahrscheinlichkeit für einen zufällig ausgewählten Patienten, durch Kontakt mit einem zufällig ausgewählten Arzt eine Besserung zu erfahren, größer als fünfzig Prozent. Mit anderen Worten, noch bis zu Zeiten Bismarcks oder Kaiser Wilhelms hätten die Bemühungen der Ärzte, Dentisten, Bader, Apotheker den Kunden bestenfalls nicht geschadet, selten genützt, war die Medizin für den typischen Patienten oft gefährlicher als jede Krankheit – kein Wunder bei Ärzten, die über Jahrhunderte die Leber für das Zentrum der Blutzirkulation und Händewaschen vor einer Operation für eine Zumutung gehalten haben. »Man muß sich wundern«, so noch George Bernard Shaw über die Nettowirkung der Heilkunst, die den Fürstenhäusern Europas zur Jahrhundertwende zu Gebote stand, »daß überhaupt noch so viele Könige und Königinnen am Leben sind.«

Wenn Noah Gordon in seinem Bestseller *Der Medicus* berichtet, wie »die Leute, als Rob sich nach dem Haus des Medicus erkundigte, erblaßten und sich bekreuzigten«, so kann man dieses Entsetzen durchaus nachvollziehen. Die Krankenzimmer und Hospitäler früherer Zeiten waren voll von Krankheitskeimen, nicht desinfiziertem medizinischen Gerät und, war der Patient wohlhabend genug, Arzneien wie Eidechsenfleisch, Krokodildung und dem Blut von Fledermäusen, einer »materia medica«, von der Oliver Wendell Holmes, Professor für Anatomie an der Harvard-Universität, noch 1860 ohne Widerspruch behaupten durfte, man sollte sie auf den Meeresgrund versenken, »und es wäre zum Besten der Menschheit – und schlimm für die Fische«.

Heute dagegen sterben wir nicht wegen, sondern *gegen* die moderne Medizin, nicht mehr aufgrund, sondern trotz der vielfältigen

Rettungsversuche einer medizinischen Wissenschaft, die erst seit wenigen Jahrzehnten den Fesseln einer Jahrtausende alten Impotenz und Ignoranz entwachsen ist. Noch einem Arzt des Jahres 1900 müßte ein modernes Krankenhaus, mit seinen Computertomographen, Intensivstationen und Strahlentherapiegeräten vorkommen wie ein Traum aus einer anderen Welt. Röntgendiagnostik, Operationen am offenen Herzen oder künstliche Organe existierten damals allenfalls in Science-fiction-Büchern, genauso wie Herzschrittmacher, Dialyseautomaten oder Laser gegen Karies. Fast das gesamte Instrumentarium der modernen Medizin, über Medikamente, Hörgeräte, Rollstühle, Prothesen oder Ultraschall, Zahnbohrer oder EKG, ist erst danach entwickelt worden, so daß die Medizin erst seit ganz kurzer Zeit die gottgleiche Macht über Leben und Tod besitzt, die sie heute hat.

Die Kluft zwischen Verheißung und Erfüllung

Damit ist aber auch der Zwang, über Leben und Tod wirklich zu entscheiden, ein sehr junges Phänomen. Denn eins ist klar: Daß alle Menschen, die von diesen Neuerungen profitieren könnten, auch tatsächlich daran teilhaben, ist völlig ausgeschlossen. Schon heute hat sich zwischen »Verheißung und Erfüllung« in der Medizin ein großer Graben aufgetan (so Rainer Flöhl einmal sehr treffend in der FAZ), und dieser Graben wird mit jeder weiteren medizinischen Großtat nur noch weiter werden – die Kosten dessen, was man theoretisch alles machen könnte, laufen den verfügbaren Finanzen immer schneller davon. Eine Herzverpflanzung kostet heute um die 100 000 DM, ein Kunstherz 300 000 DM. Für die Rettung eines früher todgeweihten Frühgeborenen zahlt die Krankenkasse ebenfalls bis zu mehreren 100 000 DM. Computer- und Kernspintomographen sind kaum unter einer Million DM zu haben, nicht gerechnet die jährlichen Betriebskosten und der Aufwand für die nötige Infrastruktur. Der Nierenstein-Zertrümmerer von Siemens kostet zwei Millionen, der Lithotripter von Dornier sogar drei Millionen DM, und für die Arzneien eines einzigen Patienten, eines Bluterkranken, erhielt die AOK Euskirchen vor einigen Jahren sogar eine Rechnung von mehr als 20 Millionen Mark.

Aber auch weniger spektakuläre Neuerungen kosten Geld, wie die folgende Zeitungsmeldung, betitelt »Bequemlichkeit am Krankenbett«, beweist: »Ein völlig neues Krankenbett wurde nun in Düsseldorf vorgestellt: Patienten brauchen u. a. beim Röntgen nicht mehr das Bett zu verlassen. Stolzer Preis für das neuartige Krankenhausbett: 34 000 DM.« Tausende solcher weniger aufregenden, aber dennoch nützlichen, oft lebensrettenden und fast immer teuren Neuheiten stehen heute den Ärzten zur Verfügung, angefangen bei neuen Spezialschläuchen für Chirurgie und Krankenhaus (»formbeständig, kollabiert nicht, geschmack- und geruchlos – die ebenmäßige Innenfläche verhindert Ablagerungen und sorgt für guten Durchfluß«) über Blutdruckmonitore mit Trendschreiber, sogenannte »Inkubatoren« zum schonenden Transport von Früh- und Risikogeburten (»ein verstärktes Tragegestell sorgt dafür, daß die Babys in allen Fahrzeugen des Rettungswesens nur minimalen Schwingungen ausgesetzt sind«), Videomonitore für den EKG-Anschluß, Langzeitbeatmungsgeräte für die Intensivstation, Liegenauflagen mit Schutzprägung (»das saugstarke Material nimmt größere Mengen an Körper- und Behandlungsflüssigkeit auf und ist sogar in nassem Zustand noch fest«), Trockenschränke für OP-Zubehör, hautschonende elektrische Gipssägen, neue Kompressen für Kälte- und Wärmetherapie, präzisere Blutdruckmesser, Hautdesinfektionsmittel gegen Hepatitis-B-Viren, bis zu besseren Schwangerschaftstests oder luftdurchlässigen Kontaktlinsen, um aufs Geratewohl einige Dinge herauszugreifen, die mir bei der Lektüre des Deutschen Ärzteblattes aufgefallen sind.

Der gemeinsame Nenner dieser Neuerungen ist aber, daß die Medizin dadurch nicht billiger, sondern teurer wird: Mit fast jedem Fortschritt nimmt der Finanzbedarf des Medizinbetriebs weiter zu. Die Pharmaindustrie verweist hier gern auf Medikamente wie die modernen Säureblocker (Tagamed, Sostril, Zantic), die etwa Magengeschwüre erheblich billiger als die bis dato üblichen chirurgischen Eingriffe beseitigen und so unser Gesundheitsbudget entlasten, aber das sind Ausnahmen. In der Regel machen neue Medikamente genauso wie andere medizinische Neuheiten die Versorgung nur noch teurer; sie sind in der Regel, wie die Amerikaner sagen, »add-on technologies«: Sie setzen zu dem, was machbar ist, noch etwas obendrauf. Anders als sogenannte »substitute technologies«, die obsolete Verfahren und Maschinen durch effizientere ersetzen und so das Angebot verbilligen (Beispiel EDV), machen add-on technologies etwas früher grundsätzlich Unmögliches auf einmal möglich, sie *erzeugen* damit erst einen Bedarf, der vorher allenfalls latent vorhanden war.

Kein Arzt bekommt den Nobelpreis für die Entdeckung, wie die Kosten einer Blinddarmoperation zu halbieren sind, wohl aber für die Therapie einer bis dato unheilbaren Krankheit oder eine andere Erweiterung des Machbarkeitshorizonts wie die Computertomographie. Solche Add-On-Technologien ersetzten nicht eine umständliche durch eine schnellere Methode, so wie der Computer den Rechenschieber oder das Auto die Pferdekutsche verdrängt hat, sondern führen grundsätzlich neue Möglichkeiten ein.

Latenter Bedarf wird aktuell

Diese grundsätzlich neuen Möglichkeiten führen aber auch zu grundsätzlich neuen Kostenquellen. Wenn etwa unsere Arzneimittelausgaben so explodieren, dann weniger, weil die Medikamente immer teurer werden (die reinen Preise von Arzneimitteln sind im Gegenteil in den vergangenen Jahrzehnten durchweg langsamer gestiegen als der Preisindex für die Lebenshaltung), sondern weil immer neue Medikamente auf den Markt kommen – viele davon selbst in dem notorischen Bestseller *Bittere Pillen* als »therapeutisch zweckmäßig« eingestuft –, die früher in keiner Rechnung aufgetreten sind. Und wenn die Kosten für Dialysebehandlung in Westdeutschland von jährlich 46 Millionen Mark zu Beginn der 60er Jahre auf heute über drei Milliarden Mark im Jahr (und die Zahl der Patienten von 700 auf rund 36 000) angestiegen sind, so vor allem deshalb, weil es damals noch keine Dialyseautomaten gab, weil die meisten Nierenkranken noch nach kurzem Leiden sterben mußten.

Das Prinzip ist nur allzu einfach: Was nicht existiert, kostet auch nichts. Keine Krankenkasse hatte vor hundert Jahren für die Kosten eines Herzschrittmachers oder Nierenlithotripters aufzukommen, EKG-Geräte, Betablocker oder Hörgeräte waren damals unbekannt. All diese Wunderdinge sind erst mit dem medizinischen Fortschritt der letzten wenigen Jahrzehnte entwickelt worden und damit aber auch ein Anlaß für Ausgaben geworden. »Mit der schnellen Zunahme des Katalogs der Heilungsmöglichkeiten hat sich der Bedarf öffentlicher Gesundheits- und Krankheitshilfe laufend erweitert«, stellt schon Hans Achinger, Altmeister der deutschen Sozialpolitik, in seinem Lehrbuch von 1958 fest. »Die Not ist hier greifbar und formulierbar geworden, seitdem Diagnosen und Therapien hervorgetreten sind für Leiden, die früher anders oder gar nicht diagnostiziert, jedenfalls aber als unvermeidliche Schicksalsschläge und Prüfungen hingenommen wurden.«

Durch diese Explosion des Machbaren erzeugt die Medizin sich ihren eigenen Bedarf; sie saugt immer mehr auch andernorts benötigte Ressourcen auf. »In den 50er Jahren waren es nicht etwa die Arthritispatienten, welche die Entwicklung eines künstlichen Hüftgelenks verlangten«, formuliert etwa das britische »Office of Health Economics«. »In diesem Sinn gab es damals keine ›Knappheit‹ an Hüftverpflanzungen. Dieser chirurgische Eingriff war nicht zufriedenstellend machbar, und es existierte kein spezielles öffentliches Verlangen danach... Genauso war eine medikamentöse Behandlung akuter Angstzustände oder Depressionen nicht verfügbar, trotz weiter Verbreitung dieser Beschwerden und allgemeiner Anerkennung ihrer Existenz. Damit gab es aber auch keine Nachfrage nach Tranquilizern oder Antidepressiva. [...] Es sind immer nur die Wissenschaftler, die gewissermaßen neue ›Bedürfnisse‹ erzeugen, die dann nur mit einem immer größeren Aufwand gedeckt werden können.«

Niemand anders also als »der gewaltige segensreiche medizinische Fortschritt, der mit hohem Aufwand und naturgemäß hohen Kosten Heilungsmethoden erlaubt, die vor wenigen Jahren in diesem Maße kaum vorstellbar waren« (so der ehemalige niedersächsische Sozialminister Hermann Schnipkoweit), steckt hinter der gewaltigen Explosion der Gesundheitsausgaben, die wir seit einigen Jahrzehnten in allen westlichen Industrienationen beobachten. Unser Gesundheitswesen war früher billiger, nicht weil die Ärzte bescheidener, die Krankenhäuser sparsamer und die Arzneien billiger waren, sondern weil es all die teuren Wunderdinge, die heute die Kassenbudgets belasten, damals noch nicht gab.

Machbarkeit versus Finanzierbarkeit

Als zentrale, so offensichtliche wie peinlich verdrängte Konsequenz dieser Bedarfsexplosion klaffen die Mittel und Möglichkeiten im Gesundheitswesen immer weiter auseinander, können unsere Finanzen allen Ausgabenzuwächsen der Vergangenheit zum Trotz dem medizinisch sinnvoll Machbaren nicht mehr folgen. Wenn es tatsächlich heute möglich ist, wie Mediziner gern versichern, »das ganze Sozialprodukt allein für medizinische Therapie- und Diagnoseprozeduren auszugeben« (so der amerikanische Medizinprofessor Richard Corlin im *Time Magazine*), bleibt uns nichts anderes übrig, da wir ja auch noch essen, wohnen und vielleicht sogar in den Urlaub fahren wollen, schon vorher den Abfluß von Ressourcen in Richtung Medizinbetrieb zu stoppen. Das ist ein simples Rechenexempel, eine reine Feststellung von Tatsachen, und hat mit Zynismus oder Menschenverachtung zunächst noch nichts zu tun. Die Garantien von »Heilung mit dem höchsten Standard des medizinischen Fortschritts« (Norbert Blüm), wie ernst gemeint auch immer, sind nichts als leere Wahlkampfreden, und Versprechungen wie »niemand muß Angst haben, daß ihm nicht geholfen wird, weil er kein Geld hat; er bekommt die beste Medizin« (ebenfalls Norbert Blüm), sind auch beim besten Willen heute nicht mehr einzuhalten.

Das Hauptproblem des modernen Gesundheitswesens – so offen zutage liegend und doch so intensiv verdrängt – ist ein embarras de richesse, ein Übermaß der guten Dinge. Nicht Korruption und Mißwirtschaft, auf die ich später noch zurückkomme und die mehr als reichlich unser Gesundheitswesen plagen, sondern die prinzipielle Unmöglichkeit, allen Menschen die Wunderdinge der modernen Medizin in gleichem Maße mitzuteilen, ist das eigentliche Hauptproblem. Ob wir 10, 20 oder 30 Prozent unseres Sozialprodukts nur der Gesundheit widmen, es bleiben trotzdem weiter Wünsche offen, der Graben zwischen dem, was medizinisch sinnvoll machbar wäre, und dem, was praktisch finanzierbar ist, bleibt weiterhin bestehen.

Medizin schon heute suboptimal

Schon heute kann selbst im reichen Deutschland trotz jährlicher Gesundheitsausgaben von inzwischen 500 Milliarden DM von einer optimalen Medizin für alle keine Rede sein. So sterben etwa in den alten Bundesländern pro Jahr rund 15 000 Menschen an Krankheiten der Leber, davon die Hälfte jünger als 65 Jahre, von denen nach Meinung von Experten rund 10 Prozent, d. h. 900 Personen jedes Jahr, für eine Lebertransplantation in Frage kämen. Tatsächlich werden aber in ganz Deutschland nur rund 500 solcher Verpflanzungen jährlich vorgenommen, d. h., 400 Menschen müssen sterben, weil die Mittel für die nötigen Zentren und Spezialisten fehlen. Oder Herzpatienten sterben mangels Klinikplätzen auf der Warteliste, Unfallopfer werden, gemessen an den medizinischen Möglichkeiten, mangelhaft versorgt, Leukämiepatienten sterben, weil Geld und Spenderdaten für die lebensrettende Verpflanzung des Knochenmarks nicht ausreichend vorhanden sind, und so weiter und so fort.

»Noch zuwenig Schmerzstationen«, verkündet etwa dpa. In Westdeutschland litten fast drei Millionen Menschen an schweren chronischen Schmerzen, aber längst nicht alle würden die bestmögliche Behandlung erfahren. »Viele Ärzte würden Patienten mit Problemschmerzen an Spezialeinheiten einweisen, wenn genug Kapazitäten vorhanden wären.« Dann wieder wird das oft geforderte »Nationale Bluthochdruckprogramm«, welches nach Meinung vieler Experten rund 30 000 Todesfälle pro Jahr verhindern könnte, immer weiter auf die lange Bank geschoben, oder es droht »das Aus für eine neue Krebstherapie«. Noch »große Defizite bei der Sozialpädiatrie in Forschung und Weiterbildung«, meldet die *Ärzte-Zei-*

tung, »Engpässe in der Kinder-Herzchirurgie« der *Spiegel,* »Schlechte Versorgung für Diabetiker« die *Süddeutsche Zeitung,* »erhebliche Versorgungsdefizite bei der Kinderradiologie« die *Welt,* »eklatante Rückstände in der Rheumaforschung« die FAZ. »Während sich in den Vereinigten Staaten zehn multidisziplinäre Zentren ausschließlich der Erforschung rheumatischer Erkrankungen widmen, existieren in der Bundesrepublik nur an den Hochschulen Gießen, Hannover und Erlangen Lehrstühle für Rheumatologie.« Anderswo wird ein »Milliardenprogramm« für die Verschreibung von Sexualhormonen zur Bekämpfung von Knochenschwund (Osteoporose) gefordert, an der fast zwei Millionen Frauen hierzulande leiden, oder der deutsche Allergikerbund bemängelt, daß es in der Bundesrepublik noch keinen Lehrstuhl für Allergologie und zuwenig Fachärzte für diese Krankheit gebe.

»Große Defizite bei der geriatrischen Versorgung« sieht die *Ärzte-Zeitung.* Angesichts der absehbaren demographischen Entwicklung und des sich daraus ergebenden medizinischen Bedarfs habe das Versorgungsangebot in keiner Weise Schritt gehalten. In Bayern mit seinen mehr als 11 Millionen Einwohnern z. B. gebe es ganze 140 ausgewiesene geriatrische Betten, ein Zustand wie in einem »Entwicklungsland«.

Geradezu gerichtsnotorisch ist die Personalnot in der bundesdeutschen Psychiatrie. Bei bundesweit rund 100 000 Patienten in den psychiatrischen Krankenhäusern fehlen nach Meinung der Chefärzte mehrere tausend Pflegekräfte, aber zur Beseitigung der teilweise »brutalen Realitäten« in den finanziell benachteiligten Landeskrankenhäusern mangelt es an Geld. Ein »unverantwortlicher Notstand«, ein »katastrophaler Mangel an medizinischem und psycho-sozialem Fachpersonal« herrscht laut der Hamburger *Zeit* in der Kinderkrebstherapie, und »gravierende strukturelle Mängel« konstatieren Fachleute auch in der Kinder- und Jugendpsychiatrie. So praktizierten etwa außerhalb der Krankenhäuser nur 40 Spezialisten im ganzen Bundesgebiet, während man angesichts zunehmender Entwicklungsstörungen im Vorschulalter mehr als 200 solcher Spezialisten benötige.

Diabetiker werden schlecht versorgt (viele Spätkomplikationen wären bei besserer ärztlicher Betreuung zu vermeiden), Schmerz-kranke müssen unnötig leiden, Kliniken weisen Notfallpatienten ab, Schlaganfallpatienten müssen sterben, weil die meisten Kranken-häuser immer noch nicht über ein »kombiniertes internistisch-neurologisches Behandlungsangebot« verfügen, »die Ausbildung in Geriatrie hinkt den Erfordernissen in der Praxis hinterher« (*Ärzte-Zeitung*), die Nachsorge für Krebskranke ist selber krank, »in Bayern fehlen Ergotherapeuten für die Rehabilitation«, den Intensivstatio-nen für Neugeborene fehlen Schwestern, die Notfallmedizin hinkt dem Fortschritt hinterher, das Geld für Lasertherapie bei Herzpati-enten fehlt, und so weiter und so fort.

Solche »unverantwortlichen Mißstände« und »katastrophalen Mängel« finden wir an allen Ecken und Enden unseres Gesund-heitswesens. Unsere Gesundheitsversorgung ist nicht schlecht, da-mit wir uns nicht mißverstehen. Aber sie ist, ganz gleich was Sonn-tagsredner dazu sagen mögen, gemessen an den Möglichkeiten in keiner Weise optimal. Vielleicht ist, bis diese Zeilen Sie erreichen, der eine oder andere hier aufgezeigte Notstand aufgehoben; dafür klaffen neue Lücken anderswo, reißen an heute völlig stillen Stellen die nächsten Defizite auf.

Ganz gleich, wie viele Milliarden wir noch in das Gesundheitswe-sen pumpen, es werden immer noch Menschen leiden oder früher sterben, die bei weiteren 10 oder 20 Milliarden DM für die Gesund-heit weniger leiden oder noch nicht hätten sterben müssen, und die-ses Dilemma wird die Menschheit bis zum Ende aller Zeiten bedro-hen und begleiten.

Wer besorgt lebenslustiger Hamburgerin Interferon gegen Leukämie?

Einen Vorgeschmack auf diese künftigen Bedrohungen erhielten wir Ende der 70er Jahre, als die Wunderdroge Interferon (»Ein Heilmit-tel, das einstweilen noch Milliarden kostet«, so damals eine Schlag-zeile in der FAZ) für kurze Zeit als die lang ersehnte Wunderwaffe gegen Krebs erschien. »Für keinen Stoff der Welt, nicht für Gold und

Diamanten«, schrieb der *Spiegel*, »wird gegenwärtig ein so hoher Preis verlangt und gezahlt.« Um die Weltjahresproduktion von kaum 400 Milligramm Interferon, das Gewicht einer mittleren Büroklammer, war ein wilder Verteilungskampf entbrannt. So soll sich etwa Schah Reza Pahlevi vor seinem Tod für mehrere Millionen DM Interferon besorgt haben. »Ärzte, die mit Krebspatienten zu tun haben, können sich manchmal kaum retten«, meldete der *Spiegel*. Annoncen wie diese

> Eilt sehr! Wer finanziert / besorgt attr. lebensl. Hamburgerin, Mittdreißigerin, Interferon gegen Leukämie.

und ähnliche erschienen. Und dann die Verbitterung, die enttäuschten Hoffnungen. »Jedesmal, wenn da ein jubelnder Bericht in der Presse erscheint, kommen hinterher um die 50 Patienten und Angehörige zu mir«, berichtete der Leiter eines Tumorzentrums. »Wenn ich ihnen dann erkläre, daß eine Behandlung mit Interferon nicht in Frage kommt, dann ist das eine schlimme Enttäuschung. Sie glauben, sie müssen sterben, weil sie arm sind.«

Die in Interferon gesetzten Hoffnungen blieben bekanntlich unerfüllt – zum Glück, ist man versucht zu sagen. Denn wer soll denn das Wundermittel haben, wenn es nicht für alle reicht? Wer soll den neuen Aids-Impfstoff bekommen, wenn zehn Millionen Infizierte weltweit warten und das Budget nur für 100 000 reicht? Auf solche Fragen sind weder Ärzte noch Krankenhäuser noch Krankenkassen richtig vorbereitet.

In den USA z. B. hat man heute ohne »dickes Bankkonto« kaum Chancen auf ein neues Herz. Außerdem sind überdurchschnittlich viele Herzpatienten männlich, weiß oder aus Saudi-Arabien. Wenn wir diese Lösung, d. h. Versteigerung an den Meistbietenden bzw. Rettungsboote nur noch für die erste Klasse, für unser System ablehnen – und das tun wohl die meisten Menschen hierzulande – , dann sollten wir besser rechtzeitig nach Alternativen suchen. Denn wenn nicht so, wie sonst?

Wenn der Sensenmann kommt...

In einer Sturmnacht im 19. Jahrhundert stieß der amerikanische Frachtensegler »William Brown« auf der Fahrt von Liverpool nach Philadelphia nahe Neufundland auf einen Eisberg und versank. Die Mannschaft und die Hälfte der Passagiere konnten in zwei Rettungsbooten entkommen; jedoch geriet eines davon wegen Überladung in Gefahr zu kentern, und so warf die Mannschaft, um das Boot vor dem Untergang zu retten, in letzter Verzweiflung 14 Passagiere über Bord.

Nach der Rettung der übrigen wurde ein Mitglied der Mannschaft, der Matrose Holmes, der als einziger der Besatzung greifbar war und im übrigen nur die Anweisungen seines Maates befolgt hatte, wegen Totschlags angeklagt. Zwar räumte das Gericht durchaus ein, daß, hätte man nicht 14 Passagiere umgebracht, außer diesen 14 auch alle anderen hätten sterben müssen. Trotzdem lautete das Urteil auf schuldig, vor allem wegen der Auswahlprozedur. Die Auswahl der Opfer sei willkürlich gewesen (die Mannschaft war nur bestrebt, keine Ehepaare zu trennen und keine Frauen über Bord zu werfen, hatte aber ansonsten die 14 Opfer willkürlich ausgesucht), man hätte losen müssen.

Als in England Mitte der fünfziger Jahre die Schutzimpfung gegen Kinderlähmung aufkam, der Impfstoff aber zu knapp war, um an alle Gefährdeten verteilt zu werden, veranstaltete man daher eine Lotterie. Zwar wurden die Verlierer nicht unmittelbar wie im Fall »U.S. vs. Holmes« zum Tode verurteilt (nur ihre Wahrscheinlichkeit zu sterben nahm zu; wie wir weiter unten sehen werden, ist das ein großer Unterschied), aber die Gewinner wurden offen vom Zufall bestimmt.

Oder verteilen wir knappe Gesundheitsgüter besser nach »sozialem Wert«? Auch dieses Kriterium ist in der Medizin nicht ohne Tradition, verkörpert insbesondere durch das berühmte »Seattle-Kommittee« im amerikanischen Bundesstaat Washington, wo man Anfang der 60er Jahre zum ersten Mal erfolgreich mit der künstlichen Niere experimentierte. »Wir saßen um den Tisch herum und entschieden, wer zur lebensrettenden Dialyse durfte und wer sterben mußte«, erinnert sich ein Kommittee-Mitglied. Unabdingbare Voraussetzung war z. B. eine gehobene bürgerliche Existenz mit geregelten Familien- und Einkommensverhältnissen. Auch die Aussicht, die Behandlungskosten später zurückzahlen zu können, schadete sicher nicht.

Nun versetze man sich einmal in ein solches »Seattle-Komitee«, so wie Sir Patrick und sein Kollege Ridgeon in »The Doctor's Dilemma« (Arzt am Scheideweg) von George Bernard Shaw, von dem das Eingangszitat dieses Kapitels stammt. Soll man dann vergangene gute Taten belohnen oder besser an die Zukunft denken? Soll der verdiente, aber alleinstehende Altbürgermeister oder der mittelmäßig begabte Vater einer vielköpfigen Familie den Dialyseplatz bekommen? Oder soll man, wie in der Katastrophen- und Kriegsmedizin, vor allem die Starken und Tüchtigen retten und die Schwachen sterben lassen? (So verfügte etwa das amerikanische Oberkommando während des Feldzuges gegen Rommel in Nordafrika, daß nur solche Kranke und Verwundeten das damals knappe Penicillin erhalten sollten, mit deren baldiger Einsatzbereitschaft zu rechnen sei, mit der Konsequenz, daß nicht die kämpfenden Truppen, sondern vorzugsweise Soldaten mit Geschlechtskrankheiten, die ihre »Verwundung« in einem Bordell erlitten hatten, in den Genuß dieser teuren und knappen Behandlung kamen.)

Mehr oder weniger versteckt spielt der »soziale Wert« eines Patienten auch heute noch (bzw. schon wieder) eine Rolle, wie aus einer Zeitungsmeldung, »Kein neues Herz für Asylanten«, deutlich wird. Der herzkranke Pakistaner Mohamed Salem Saijd könne in absehbarer Zeit nicht mit einer Herzverpflanzung rechnen. Das Verwaltungsgericht in München, vor dem er gegen den Bezirk Oberbayern auf Übernahme der Kosten von rund 120 000 DM für den Eingriff im Klinikum Großhadern geklagt hatte, habe seine Klage abgewiesen. Der Leiter des Klinikums hatte die Ablehnung vor allem mit dem ungeeigneten sozialen Umfeld des Patienten begründet: Der Bedarf an Herzspendern sei bei weitem nicht gedeckt, es müsse zwangsweise eine strenge Auswahl getroffen werden.

Mohamed Saijd bekam schließlich mit Hilfe privater Spenden doch ein neues Herz, wenn auch in Berlin, starb aber drei Tage später an einer Lungenentzündung. Das tut aber nichts zur Sache, denn hier interessiert vor allem, was »strenge Auswahl« heißen soll. War das soziale Umfeld – das in der Tat für eine erfolgreiche Rekonvaleszenz sehr wichtig ist – bei dem Asylbewerber nur vorgeschoben, um die mangelnde Zahlungsfähigkeit nicht anführen zu müssen? Ist es mit anderen Worten möglich, sich auf der Warteliste nach vorn zu kaufen? (Wer denkt hier nicht sofort an den Fürsten Thurn und Taxis, der in hohem Alter und bei Hunderten geeigneterer Herzempfänger kurz hintereinander sogar zwei neue Herzen eingepflanzt bekam?) Werden Familienväter oder Katholiken (bzw. Protestanten, Mohammedaner oder Atheisten) bevorzugt? Teilt man im Zweifelsfall der mäßig begabten Mutter mit sieben Kindern oder dem begnadeten, aber charakterschwachen Klaviervirtuosen den Zuschlag zu?

Verdrängen, ignorieren, nicht beachten

Nach dem Motto, daß nicht sein kann, was nicht sein darf, wird dieses Dilemma daher nach Kräften verdrängt, auch von den Medizinern selbst. Ihre bevorzugte, in der Regel eher unbewußte Methode besteht darin, bei zu kurz gekommenen Patienten einfach den medizinischen Nutzen abzustreiten. So weisen etwa englische Ärzte, die mit den zuweilen drakonischen Restriktionen des nationalen Gesundheitsdienstes leben müssen, viel häufiger Nierenkranke als ungeeignet zur Dialyse zurück als ihre Kollegen in Deutschland oder in den USA: In Großbritannien zählt man bei gleicher Bevölkerung kaum die Hälfte der westdeutschen Dialysepatienten. Dennoch wären englische Ärzte vermutlich sehr empört, würde man ihnen vorwerfen, daß sie konkrete Patienten aus Kostengründen sterben ließen.

Trotzdem ist es so. Aaron und Schwartz, die in ihrem Buch *The Painful Prescription* das Schicksal chronisch Nierenkranker in England und in den USA vergleichen, kommen zu dem Schluß, daß jährlich Hunderte englischer Nierenpatienten frühzeitig sterben, die anderswo überleben könnten. Haben Patienten bis zum Alter von 44 Jahren in England noch die gleichen Chancen wie in Deutschland oder in den USA, so kommen in der Altersgruppe 45 bis 54 pro eine Million Einwohner nur noch zwei Drittel, in der Altersgruppe 55 bis 64 nur noch ein Drittel und in der Altersgruppe über 65 sogar nur noch ein Zehntel der Patienten in diesem Vergleichsland für eine Therapie in Frage, wobei neben dem Alter auch andere Gründe, wie körperliche oder geistige Behinderung, Diabetes oder mangelnde familiäre Unterstützung, zur Ablehnung führen, die anderswo durchaus keinen Ausschlußgrund bedeuten. Da man aber jedesmal eine medizinische (Pseudo-)Begründung finden kann (verträgt Behandlung nicht, wäre sowieso gestorben etc.), bleibt das Tabuwort »Rationierung« weiterhin tabu.

Ob aber bewußt oder unbewußt: Rationiert wird auf jeden Fall, und das nicht nur in England, sondern überall, wo die moderne Medizin Einzug gehalten hat.

Statistische Menschenleben versus individuelle

Die einzige Möglichkeit, diese Entscheidungsnot, vor der wir uns in keinem Fall mehr drücken können, auf einigermaßen humane Weise zu bewältigen, besteht in einer Verlagerung möglichst weit weg vom individuellen Patienten in die Planungsebene des Gesundheitswesens. Denn auf dieser Planungsebene entscheiden wir nicht, ob dieser oder jener Herzpatient ein neues Herz erhält oder ob diese oder jene Patientin zur Dialyse zugelassen wird, sondern darüber, ob eine Herzklinik oder ein Dialysezentrum überhaupt errichtet werden soll, und das ist ein großer Unterschied. Diese Entscheidung betrifft keine individuellen Patienten – für diese käme die Entscheidung ohnehin zu spät –, sondern allein die Wahrscheinlichkeit, mangels Hilfe frühzeitig zu sterben, nähme für alle zu. So hat z. B. die Stadtverwaltung von New York eine geplante Spezialklinik für Brandverletzungen mit der Begründung abgelehnt, für die dadurch pro Jahr im Durchschnitt geretteten zwölf Menschenleben wäre das Projekt zu teuer, und diese Entscheidung war trotz vielfacher Entrüstung vor allem der Heilberufe ganz gewiß nicht unmoralisch. Kein einziger New Yorker ist durch diese Entscheidung zum Tode durch

Verbrennen verurteilt worden – allein die Wahrscheinlichkeit, binnen eines Jahres an Brandverletzungen zu sterben, ist für jeden um einen zehntausendstel Prozentpunkt angestiegen, und das ist, um das noch einmal zu betonen, ein ganz großer und zentraler Unterschied.

Ein individuelles Menschenleben hat keinen Preis, hier wird, wenn immer möglich, weder kalkuliert noch spekuliert. Über eine Zu- oder Abnahme der Wahrscheinlichkeit, im nächsten Jahr (im nächsten Monat, am nächsten Tag) zu sterben, lassen wir dagegen durchaus mit uns handeln und tun das auch tagtäglich und in einem fort. Von dem Augenblick, an dem wir morgens das Bett verlassen, bis zum Einschlafen am Abend treffen wir Dutzende von Entscheidungen – Essen, Trinken, Hobby, Freizeit oder Autofahren –, die unsere Wahrscheinlichkeit, den nächsten Geburtstag lebend zu erreichen, erhöhen oder reduzieren, und kaum jemand denkt sich etwas dabei. Niemand zwingt uns zum Tiefseetauchen, Drachensegeln oder Fallschirmspringen oder drängt einem jungen Mann die Karriere eines Formel-1-Piloten auf. Wir essen zuviel (im Durchschnitt 500 Kalorien mehr am Tag als optimal), nehmen »Wollust und flüchtigen Genüssen« zuliebe Geschlechtskrankheiten oder Aids, einer satten Urlaubsbräune wegen auch Hautkrebs in Kauf und verursachen durch Leichtsinn Unfälle aller Art. Jahr für Jahr kommen in Deutschland mehr als doppelt so viele Menschen bei Hobby und Freizeit zu Tode als am Arbeitsplatz. Fettsüchtige stellen drei Viertel aller Bluthochdruck-Patienten und erleiden mehr als die Hälfte aller Herzinfarkte in unserem Land, und so mancher Arzt, der eben noch das Leichentuch über einen Lungenkrebstoten gebreitet hat, steckt sich auf dem Flur die nächste Zigarette an.

Deshalb ist auch im Gesundheitswesen Sparen im Sinn einer Erhöhung der Wahrscheinlichkeit zu sterben ethisch zu vertreten, wenn dadurch niemand individuell direkt getroffen wird. Auch so werden mehr oder weniger viele Menschen später sterben – an dieser Konsequenz gibt es nichts herumzureden –, aber diese Menschen sind bei der Entscheidung unbekannt, genauso wie man bei der Planung einer Verkehrsampel oder Fußgängerbrücke noch nicht weiß, wer deshalb später sterben oder überleben wird.

Wenn das Wort nicht so zynisch klänge, könnte man hier von »statistischen Menschenleben« reden. Wenn hundert Automobil-Rennfahrer mit je ein Prozent Wahrscheinlichkeit bei einem Rennen umkommen, so ist das ein ganzer »statistischer« Tod: Auf lange Sicht wird pro Rennen im Durchschnitt einer sterben. Wenn von zehntausend Fallschirmen im Durchschnitt einer sich nicht öffnet, macht das bei 100 000 Fallschirmsprüngen zehn statistische Todesfälle. Auf lange Sicht sind sie genauso sicher, als würden wir gleich zehn Menschen ohne Fallschirm aus dem Flugzeug stoßen. Trotzdem gibt es hier ganz offensichtlich einen Unterschied. Einmal unterliegen 100 000 Fallschirmspringer einer Wahrscheinlichkeit von einem Zehntausendstel eines Unfalltodes, und das andere Mal ist die Wahrscheinlichkeit für zehn von ihnen gleich eins. In beiden Fällen müssen zehn Menschen sterben, aber einmal schlägt der Tod konkret und einmal nur statistisch zu.

Dieser statistische Tod ist eine reine Summe von Wahrscheinlichkeiten. Ihn bekämpfen wir nur reichlich lax, ganz im Gegensatz zum individuellen Tod, der hereinkommt und zu unserem Nachbarn sagt, du kommst mit.

Dieser Unterschied zwischen individuellem und statistischem Tod, zwischen individuellen und statistischen Menschenleben erklärt und rechtfertigt auch die scheinbar paradoxe Diskrepanz des Aufwands, den wir für verschiedene Arten der Lebensrettung betreiben. Zur Rettung einiger weniger verschütteter Bergleute werden Mittel mobilisiert, die, in die Verbesserung der Grubensicherheit investiert, zehnmal soviel Kumpel vor dem Tod bewahren könnten. Mit den Kosten für den Transport und die anschließende Operation eines auf dem Schulweg angefahrenen Kindes könnte man unter Umständen zehn zusätzliche Verkehrsampeln errichten und dadurch Dutzende von Kindern vor Unfällen bewahren.

Trotzdem tun wir das nicht. Auch wer nie etwas von Wahrscheinlichkeitsrechnung gehört hat, ahnt instinktiv, daß es einen Unterschied macht, ob man ein Unfallopfer verbluten läßt, obwohl man ihm helfen könnte, oder ob man eine Investition in die Verkehrssicherheit unterläßt. Im ersten Fall steht ein individuelles Menschenleben auf dem Spiel – das hat keinen Preis, zu seiner Rettung sind keine Kosten zu scheuen. Wahrscheinlichkeiten dagegen haben sehr wohl einen Preis. Das eine Mal steht unsere Gesundheit en bloc (nämlich unser Leben) zur Debatte, das andere Mal nur scheibchenweise. Das eine Mal geht es um Leben und Tod, das andere Mal nur um die Wahrscheinlichkeit, innerhalb eines bestimmten Zeitraums zu sterben.

Vielleicht erinnert sich der eine oder andere Leser an die kleine Jessica McClure, die im Oktober 1987 im amerikanischen Midland beim Spielen in ein stillgelegtes Brunnenrohr gefallen war. Fast 60 Stunden war sie in sieben Metern Tiefe ohne Wasser und Nahrung gefangen, bis man sie in einer dramatischen Rettungsaktion befreite. Da die Rettung durch den engen Brunnenschacht selbst unmöglich war, hatten Rettungsmannschaften parallel dazu einen eigenen Tunnel gegraben und schließlich unter enormem technischem Aufwand das kleine Mädchen nach oben gezogen.

Drei Tage lang redete Amerika von nichts anderem. Die Rettungsaktion wurde live im Fernsehen übertragen. Als die kleine Jessica schließlich aus dem Brunnenschacht gehoben wurde, brachen Millionen Amerikaner an den Bildschirmen in Jubel aus, Glocken läuteten, Autofahrer hupten wie verrückt, wildfremde Menschen umarmten sich. Im Krankenhaus mußte ein eigener Raum für die Geschenke reserviert werden, die aus dem ganzen Land für die kleine Jessica eintrafen. Viele Menschen boten Geld zur Bezahlung der Krankenhausrechnung an, da die Familie Jessicas nicht versichert war – eine Riesenwelle von Hilfsbereitschaft und emotionaler Anteilnahme schlug über dem Mädchen zusammen.

Während der 58 Stunden, da die amerikanische Nation um die Rettung der kleinen Jessica fieberte, ertranken Dutzende anderer Kinder in ungesicherten Swimmingpools, schluckten giftigen Toilettenreiniger oder wurden an Fußgängerüberwegen totgefahren. Außer den Angehörigen und der Polizei nahm kein Mensch davon Notiz.

Diese scheinbare Diskrepanz ist nicht einer besonderen emotionalen Instabilität der Amerikaner zuzuschreiben. Wir beobachten sie hierzulande ebenso. Ob es ein kleiner Afrikaner ist, dessen Schädeldecke zu früh zugewachsen war und dessen Eltern die lebensrettende Operation nicht bezahlen können, oder die Tochter eines ungarischen Ballettmeisters, die dringend eine neue Niere braucht – sobald wir ein Bild des Patienten in der Zeitung sehen, schwillt die Hilfsbereitschaft an, überweisen die gleichen Menschen Tausende von DM auf Spendenkonten, die etwa für die Ausrottung von Malaria, wodurch tausendmal mehr Menschen gerettet werden könnten, keinen Pfennig übrig haben, und diese scheinbare Unvernunft ist universal. Mit den Ausgaben etwa für einen einzigen Bluterkranken ließen sich Tausende andere Menschen retten, sei es über mehr Umweltschutz, mehr Verkehrssicherheit oder durch so profane Dinge wie kippsichere Bürosessel oder feuersichere Fenstergardinen (denn durch häusliche Unfälle kommen in Deutschland jedes Jahr mehr Menschen zu Tode als im gesamten Straßenverkehr).

Der Unterschied ist: Mit dem Geld, das wir für den Bluterkranken ausgeben, retten wir ein konkretes Menschenleben. Kaufen wir statt dessen feuersichere Gardinen, geht für alle Bundesbürger mit Gardinen vor den Fenstern nur die Wahrscheinlichkeit zurück, durch einen Brand im Haus das Leben zu verlieren. Wenn also vorher 200 Menschen jährlich durch Wohnungsbrände umkommen, sind es hinterher vielleicht noch 50 oder 100, so daß wir damit im Jahr rund 100 oder 150 Menschenleben retten.

Soll das nun heißen, wir lassen den Bluterkranken sterben und investieren statt dessen in feuersichere Vorhänge und Möbel? Wer hier nicht zwischen statistischen und individuellen Menschenleben unterscheidet, müßte konsequenterweise mit ja antworten. Macht man aber einen Unterschied zwischen einem individuellen Menschenleben auf der einen und der bloßen Reduktion von Sterbewahrscheinlichkeiten auf der anderen Seite (auch wenn diese sich unter dem Strich zu viel mehr statistischen Menschenleben aufaddieren), so läßt sich ein überproportionaler Mitteleinsatz für konkrete Personen weiterhin vertreten, kann man weiterhin nach der Maxime handeln: Das individuelle Menschenleben hat keinen Preis und ist bei Gefahr ohne Ansicht der Kosten mit allen verfügbaren Mitteln zu retten und trotzdem auf der anderen Seite, ohne inkonsequent zu sein, einen Mitteleinsatz abzulehnen, solange davon nur statistische Menschenleben betroffen sind.

Im Gegensatz zu individuellen haben statistische Menschenleben also durchaus einen Preis. Sonst hätte man schon längst Alkohol und Zigaretten verbieten müssen, genauso wie Autos ohne Airbag oder ABS oder Kleinwagen überhaupt (denn die Wahrscheinlichkeit, in einem VW-Polo einen Frontalaufprall zu überleben, ist weniger als halb so groß wie bei einem Mercedes-Benz) oder gleich das Autofahren generell, eine der gefährlichsten Tätigkeiten, die es gibt.

Daß wir dies nicht tun, beweist: Wir sind bereit und willens, mit Wahrscheinlichkeiten unseres Todes umzugehen. Solange keine konkreten Menschenleben zur Debatte stehen, wägen wir durchaus die Güter dieses Lebens gegenseitig ab, und das hat enorme Konsequenzen für ein rationales, an den Wünschen und Werten der Bürger orientiertes Gesundheitswesen. Üblicherweise reicht ja der Protest eines Medizinprofessors, wegen fehlender Mittel für Therapie X müßten Y Menschen jährlich sterben, und schon wird der Geldhahn aufgedreht. Welcher Minister, welcher Bürgermeister möchte gern als Massenmörder dastehen? Wenn wir aber zwischen statistischen und individuellen Menschenleben unterscheiden, so hört diese Erpressung auf, der Medizinbetrieb kann nicht mehr wie gewohnt immer mehr Mittel allein mit dem Argument requirieren, dadurch würden soundso viele Menschenleben gerettet. Sind das Menschenleben in statistischem Sinn, tritt er vielmehr in Konkurrenz zum Umweltschutz, zur Verkehrssicherheit, zur Feuerwehr oder zur Flugüberwachung, um nur einige Aktivitäten zu nennen, die genau wie die Medizin unser Leben und Sterben im statistischen Sinn betreffen. Ob durch ein besseres Radargerät eine Flugzeugkatastrophe oder durch ein neues Herzzentrum für 100 Herzpatienten ein frühzeitiger Tod verhindert wird, in beiden Fällen ist bei der Planung noch nicht klar, wer deshalb eines Tages leben und wer sterben wird.

Genauso, wie wir sagen dürfen: Diese oder jene Umgehungsstraße wird aus Kostengründen nicht gebaut, diese oder jene Kläranlage ist zu teuer, genauso dürfen wir auch sagen: Diese oder jene Klinik oder Kuranlage ist zu teuer. Von der Warte der Moral und Menschlichkeit gibt es hier keinen Unterschied.

Statistischer Massenmord

Leider sind wir aber von einer in diesem Sinne rationalen Gesundheitspolitik noch weit entfernt. So hat man z. B. in England einmal die Kosten pro statistisches Menschenleben für verschiedene medizinische und sonstige Maßnahmen verglichen, mit der folgenden Rangfolge:»Kindersichere Arzneimittelbehälter« (1000 Pfund pro gerettetes Menschenleben),»künstliche Blutwäsche für Patienten über 50« (30 000 Pfund),»Überrollbügel für Traktoren in der Landwirtschaft« (100 000 Pfund) und»schärfere Bauvorschriften für Hochhäuser« (20 000 Pfund). Was verwirklicht jeder rationale Mensch zuerst? Natürlich die kindersicheren Arzneien. Was geschah in Wirklichkeit? Kindersichere Arzneimittelbehälter wurden *nicht* gesetzlich vorgeschrieben und ältere Patienten von künstlicher Blutwäsche ausgeschlossen. Statt dessen wurden Überrollbügel an Traktoren mit Kosten von insgesamt 4 Millionen Pfund (40 Pfund für jeden der 100 000 Traktoren in England und 100 000 Pfund für jedes Menschenleben) gesetzlich vorgeschrieben, und nachdem irgendwo auf der Insel mit großem Getöse, auch in den Medien, ein Hochhausblock zusammengebrochen war, beschloß man voller Panik derart verschärfte Baugesetze, daß ein einziges dadurch gerettetes (statistisches) Menschenleben nach einer Berechnung des»Office of Health Economics« auf mehr als 20 Millionen Pfund kommt – die wahren Prioritäten stehen völlig auf dem Kopf.

Daß auch deutsche Sozialpolitiker kaum eine Gelegenheit auslassen, auf diese Weise knappe Ressourcen zu verschwenden, hat etwa der Ratsausschuß für Umweltschutz und Grünflächen der Stadt Hannover vorgeführt: Er beschloß, sämtliche Bahnschwellen auf den städtischen Kinderspielplätzen auszuwechseln, die dort z. B. zur Einfriedung von Sandkästen dienen, weil die teerölgetränkten Schwellen angeblich die Gesundheit der Kinder gefährdeten. Obwohl ein Gutachten ein derartiges Risiko weitgehend verneinte, lehnte die regierende Koalition von SPD und Grünen den Vorschlag der Verwaltung ab, auf diese Aktion, die 330 000 Mark kosten soll, zu verzichten,»da auch das geringste Gesundheitsrisiko für Kinder ausgeschlossen werden müsse«.

Wie nobel, aber auch wie schwachsinnig. Wollte man wirklich »auch das geringste Gesundheitsrisiko« für Kinder ausschließen, müßte man ihnen auch die Murmeln wegnehmen (jedes Jahr verletzen sich in der EG rund 200 000 Kinder an ihrem eigenen Spielzeug, oft mit Todesfolge), dürfte sie nicht mehr ins Schwimmbad oder in die Sonne lassen (nach neueren Forschungsergebnissen besteht gerade bei Kindern und Jugendlichen erhöhte Krebsgefahr durch Sonnenbrand), hätte schon längst, wie in den USA, ein Gesetz erlassen müssen, wonach Kinder nie allein in einer Wohnung bleiben dürfen oder daß in jeden PKW mit Kindern Kindersitze gehören. Denn jedes Jahr kommen auf unseren Straßen mehr als 400 Kinder ums Leben, von denen mindestens jedes zehnte nach Meinung von Fachleuten noch leben könnte, wenn Kindersitze in Personenkraftwagen gesetzlich vorgeschrieben wären. Sie sind es aber nicht. »Eine allgemeine Verordnung, daß Kinder nur dann mitfahren dürfen, wenn sie durch Halteeinrichtungen gesichert sind, fand keine Mehrheit«, erfuhr man aus der Presse über einschlägige Beratungen im Deutschen Bundestag. Mit anderen Worten, der Gesetzgeber ist durchaus bereit, pro Jahr mehr als 40 vermeidbare Todesfälle in Kauf zu nehmen, damit, wie es in der Begründung heißt, »auch Familien mit mehr als drei Kindern gemeinsam verreisen können« (denn vier Kindersitze passen in keinen Personenwagen) oder damit »spontane Fahrten mit Großeltern und Bekannten« weiterhin möglich bleiben.

Diese Beispiele zeigen die ganze Dummheit, die weltweit die Verteilung knapper Ressourcen im Gesundheitswesen regiert. Vielleicht hätte die Stadtverwaltung Hannover den Kindern viel effizienter geholfen, hätte sie die 330 000 Mark statt in die lächerliche Bahnschwellenaktion in einen Leihservice für Kinderrücksitze oder zusätzliche Verkehrsampeln und Fußgängerbrücken investiert.

Diese Dummheit ist die Folge eines noblen Motivs, nämlich der verständlichen Scheu, Menschenleben mit Preisen zu versehen. Bei individuellen Menschenleben ist diese Scheu auch durchaus angebracht – ein kranker Mensch ist keine kranke Kuh. Bei statistischen Menschenleben jedoch ist diese Scheu verfehlt, hier ist durchaus Platz für den Rechenstift. Wer deshalb von Zynismus und Menschenverachtung spricht, muß sich die Frage gefallen lassen, wie viele Opfer denn ohne Rechenstift zu beklagen wären, und steht am Ende selbst, ehe er oder sie sich versieht, als statistischer Massenmörder da.

Genauso ist der Rechenstift erlaubt, wenn nicht die verhinderten Todesfälle – oft ein viel zu grobes Maß –, sondern die gewonnenen Lebensjahre zu maximieren sind. Angenommen z. B., die Alternativen sind (i) kippsichere Fernsehsessel für alle Altersheime oder (ii) vor jeder Schule ein Fußgängerüberweg. In beiden Fällen möge pro Jahr ein statistisches Menschenleben gerettet werden. Im zweiten Fall ist der oder die Gerettete im Durchschnitt sieben und im ersten Fall im Durchschnitt siebzig Jahre alt. Mit anderen Worten, die zweite Maßnahme, d. h. sichere Fußgängerüberwege, rettet weit mehr Lebensjahre und ist damit bei der Planung vorzuziehen.

Gleiches gilt, wenn nicht Leben oder Tod, sondern »nur« das körperliche Wohlbefinden zur Debatte steht. Hier haben Gesundheitsökonomen den Begriff des »Quality Adjusted Life Year« (QALY) eingeführt. Angenommen, das durch Krankheiten wie Rheuma oder Gicht, an denen man normalerweise nicht stirbt, verursachte Leid wäre zu vergleichen und zu messen. Dann macht es offenbar Sinn, mit gegebenen Mitteln möglichst viel Leid abzuwenden. Aber auch hier bedeutet das nicht, Patient A dem Patienten B vorzuziehen, weil wir damit A mehr Leid ersparen als B. Vielmehr sollten Individuen die jeweils beste im Einzelfall machbare Behandlung erfahren. Die Frage ist allein, was machbar sein soll, was die Planung zur Verfügung stellt. Eine typische Entscheidung wäre hier etwa zwischen mehr Mitteln für die Rheumaforschung, wie oben von der FAZ gefordert, oder einem Nationalen Bluthochdruck-Programm. Ganz gleich, wie wir hier entscheiden, wir laden nicht unnötiges Leid auf konkrete Patienten (denn für diese kommen die Programme ohnehin zu spät), sondern allein die Wahrscheinlichkeit, mehr als sonst an Rheuma oder an den Folgen von Bluthochdruck zu leiden, nimmt für alle Bürger zu.

Der englische Gesundheitsökonom Alan Maynard hat einmal die Kosten für ein »quality adjusted life year« für verschiedene Projekte im Gesundheitswesen ausgerechnet. Sie reichen von 220 Pfund Sterling bei einem Cholesterintest für alle Engländer zwischen 40 und 69 mit anschließender Diät bis zu 126 000 Pfund Sterling für die Behandlung von Blutarmut bei Nierenversagen. Dazwischen liegen Herzschrittmacher (1100 Pfund), künstliches Hüftgelenk (1200 Pfund), Herztransplantation (8000 Pfund), künstliche Blutwäsche (20 000 Pfund) und andere Präventions- und Therapiemaßnahmen. Obwohl wir allein daraus noch keine Handlungsanweisung ableiten können – weil z. B. die Behandlung blutarmer Nierenkranker schon etabliert ist und ein Stopp, da konkrete Patienten betreffend, nicht in Frage kommt –, zeigt diese Liste doch, woran wir uns in Zukunft orientieren könnten. Wer angesichts der obigen Zahlen – die ich hier einmal ungeprüft als korrekt unterstellen will – noch eine neue Herzklinik genehmigt, bevor nicht alle erwachsenen Engländer einen Cholesterintest unternommen haben, hat damit mehrere Millionen Lebensjahre ausgelöscht.

Nicht mehr das »Ob«, nur noch das »Wie«

Ob aber verhinderte Todesfälle, Extralebensjahre oder *QALYS* (Quality adjusted life years): das ist nicht der entscheidende Punkt. Entscheidend ist, daß unabhängig von jedem Kriterium eine Auswahl, eine Rationierung unvermeidlich ist, daß längst nicht mehr das »Ob«, sondern nur noch das »Wie« einer solchen Abwägung von Gütern zur Debatte steht. Wie auch immer wir entscheiden, es werden Menschen früher sterben oder länger leiden, die noch nicht hätten sterben müssen oder deren Leid gelindert werden könnte, und dieses Dilemma wird auch mit noch so vielen weiteren Milliarden für die Gesundheit nicht verschwinden.

Im Gegenteil – es wird mit jeder Extramilliarde noch schlimmer werden. Je perfekter wir den Medizinbetrieb gestalten, desto größer wird der weitere Bedarf, wie wir im ersten Kapitel gesehen haben, desto weiter klaffen Wünsche und Mittel auseinander – unser Gesundheitswesen strebt physikalisch gesehen einer Resonanzkatastrophe zu.

Dieses wechselseitige Hochschaukeln von Aufwand und weiterem Bedarf erfordert aber ein völlig neues Denken im Gesundheitswesen. Der Leitsatz, daß alles medizinisch sinnvoll Machbare allein schon deshalb einen eingebauten Anspruch auch auf Finanzierung habe, ist heute nicht mehr einzuhalten. Statt dessen werden wir, ob wir wollen oder nicht, zusehends zwischen sinnvollen, Leben rettenden und Leiden lindernden Investitionen wählen müssen, und wenn auch hinter dem »Wie« dieser Rationierung noch Tausende von ungeklärten Fragen lauern: Diese werden nicht dadurch verschwinden, daß wir ihre Existenz bestreiten. Denn das ist doch die moderne Gesundheitspolitik: Kopf in den Sand und Augen zu und hoffen, daß der Kelch an uns vorübergeht.

Aber dieser Kelch wird *nicht* an uns vorübergehen, dieses Dilemma wird von nun an bis zum Ende aller Tage mit uns sein.

4. Die Illusion der Prävention

»Death is a great way to cut down on expenses.«
Woody Allen

*»Wer allzuviel an seine Gesundheit denkt, vertauscht diese nur gegen eine
äußerst langweilige Krankheit.«*
La Rochefoucault, Maximen

Wir geben in Deutschland pro Jahr rund zehnmal mehr für die Behandlung als für die Verhinderung von Krankheit aus. Hier sehen viele ein groteskes Mißverhältnis. Denn Vorbeugen ist schließlich besser und billiger als Heilen. Gibt es eine Wahrheit, die offensichtlicher zutage liegt? Zumindest in diesem Punkt nämlich scheinen die meisten Betrachter unseres Gesundheitswesens bei allen Differenzen anderswo doch übereinzustimmen: Einen Schaden gar nicht erst entstehen zu lassen ist doch offensichtlich besser als jede Reparatur.

Könnte und sollte man also nicht besser durch mehr Prävention sowohl die Gesundheit der Menschen schützen als auch spätere Behandlungen und damit Kosten sparen? Ist es nicht sowohl billiger wie humaner, das Kind gar nicht erst in den Brunnen hineinfallen zu lassen, als es später unter großem Aufwand wieder herauszuziehen?

Vielen Präventionsverliebten dünkt das eine rein rhetorische Frage, deren Antwort sich von selbst versteht. »Ihre volle Dramatik erhält die Kostenlawine der modernen Medizin aber erst durch die Tatsache, daß mindestens die Mehrzahl aller Krankheitsfälle auf ein gesundheitsschädigendes Verhalten der Kranken zurückzuführen ist«, meint etwa der bekannte Sozialmediziner Hans Schäfer. »Richtige Lebensweise, verantwortungsbewußte Lebensführung und Einhaltung natürlicher Ordnungen würden mit einem Schlag die Situation im Gesundheitswesen grundlegend ändern und die Kosten auf ein erträgliches Maß absenken«, bestätigt der Schweizer Medizinprofessor Meinrad Schär.

Daher wurde allerorten ein Experiment viel gelobt, zu dem sich Anfang der 80er Jahre zwei Kleinstädte in Baden, Wiesloch und

Eberstadt, bereitgefunden hatten, um auf breiter Front mit Vorbeugung Ernst zu machen: »Von der fünften Klasse an erlernen Schüler die selbständige Blutdruckkontrolle, Arbeitsgruppen befassen sich mit Diät, gesundem Frühstück und Pausenbrot, Ärzte unterrichten sogenannte Risikopatienten im Wartezimmer«, berichtete die FAZ. »Die heute in Wiesloch und Eberstadt verkaufte Wurst enthält zum Beispiel 25 Prozent weniger Salz als früher. Der Fettgehalt der Wurst wurde auf sechs bis acht Prozent verringert. Selbst Mayonnaise enthält nicht mehr 80 Prozent Fett wie üblich, sondern lediglich 25 Prozent.« Ebenso wohlwollend die Hamburger *Zeit:* »Hoteliers setzen Gerichte mit Kalorienangaben auf die Speisekarte; Bäcker bieten salzreduzierte und ballaststoffreiche Brötchen an... Eine Hausfrau führt einen Kurs für Übergewichtige, ein Textilverkäufer eine Gruppe von Leuten, die das Rauchen aufgeben wollen.«

Vielen scheint das als der Königsweg aus dem Kostendämpfungs-Jammertal. Etwas mehr Disziplin und Prävention, und das Gesundheitswesen ist saniert. Vernünftiger leben statt teurer sterben, Krankheiten vermeiden statt kurieren, wem leuchtet das nicht sofort ein. Prävention – ein Gebot von Humanität und Vernunft zugleich, die große Zauberformel der Gesundheitspolitik?

Krankheit läßt sich nur verschieben, nicht vermeiden

Leider heißt die Antwort nein. Prävention hat durchaus ihre Argumente; einige werden im weiteren genannt. Jedoch gehört die Kostendämpfung nicht dazu. Es ist eine absolute Illusion, zu glauben, wir könnten uns per Prävention wie Münchhausen am eigenen Schopf dem Rationierungszwang entziehen; zumindest zur Kostendämpfung ist Prävention kein Königsweg, sie ist eine Sackgasse. Was auch immer sonst noch für oder gegen Prävention im Gesundheitswesen sprechen mag, eines steht leider fest: Kosten werden dadurch letztendlich nicht gespart.

Der Grund ist nur zu offenbar. Jede Prävention, wie effizient auch immer, kann Tod und Krankheit nur verschieben, nie verhindern. Solange Menschen sterblich sind, bedeutet die Verhinderung einer

Krankheit eben nicht die Verhinderung von Krankheit überhaupt, sondern nur, daß man dann an etwas anderem stirbt. Eine per Prävention verhinderte Krankheit macht uns doch nicht unsterblich, wie viele ihrer Anhänger zu glauben scheinen, sie macht zunächst einmal nur Platz für eine andere. Denn auch Nichtraucher müssen sterben, genauso wie Müsliesser oder Antialkoholiker. Ob wir gesund oder in Laster leben, ob wir unsere Gesundheit hätscheln oder ignorieren, ob wir auf unsere Ärzte hören oder nicht: Wir werden alle eines Tages sterben und in aller Regel nicht ohne vorher eine Zeitlang krank zu sein. Oder hat man schon davon gehört, daß Ärzte und Krankenhäuser in Wiesloch und Eberstadt heute über Arbeitsmangel klagen müßten? Vermutlich hat auch die lokale AOK den Beitragssatz noch nicht gesenkt, und in den Wieslocher Nachrichten erscheinen genauso viele Todesanzeigen wie vor 1980 auch.

Der Endeffekt von Prävention ist nur, daß wir etwas später und vielleicht an anderen Krankheiten sterben, wobei die Konsequenz für die Kosten vor allem davon abhängt, welche Krankheit »billiger« ist, die abgewendete oder die trotz Prävention schließlich doch eingetretene. Das ist aber eine Tatsachen- und keine Glaubensfrage, daher nur empirisch und nicht per Werturteil am grünen Tisch zu klären, wobei die aktuelle Forschung eher skeptisch stimmt.

Ein Bonus für Raucher

So haben z. B. die Schweizer Gesundheitsökonomen Leu und Schaub einmal die Kostenkonsequenzen des Rauchens untersucht, mit einem Resultat, das viele überraschen wird. Nach gängiger Meinung sind Raucher bekanntlich Kostentreiber. Durchschnittlich 1200 DM mehr im Jahr soll ein Raucher, der täglich 25 Zigaretten inhaliert, seine Krankenkasse, verglichen mit einem gleichaltrigen Nichtraucher, kosten, wenn man einschlägigen Studien glauben darf. Darüber hinaus ist Rauchen die Ursache für ein Drittel aller Krebsgeschwüre in Europa und mit großem Abstand vor Unfällen und Selbstmord die vermeidbare Todesursache Nummer eins. Raucher sterben zehnmal häufiger als gleichaltrige Nichtraucher an Lungenkrebs, sechsmal häufiger an Bronchitis, dreimal häufiger an Magengeschwüren, zweimal häufiger an Herzkrankheiten oder Leberleiden, und selbst bei Unfällen und Selbstmord ist die Todesrate noch um 20 Prozent im Vergleich zu gleichaltrigen Nichtrauchern erhöht.

Darüber hinaus sind Raucher in ihrem vergleichsweise kurzen Leben auch noch öfter krank. Nach Schätzung der Bundesregierung werden jährlich rund 100 000 westdeutsche Raucher zu Frühinvaliden, und unter 100 Patienten mit Durchblutungsstörungen haben 99 vorher geraucht. Kinder von Raucherinnen sind im Durchschnitt 100 bis 300 Gramm leichter und kommen doppelt so häufig tot zur Welt. Rauchende Autofahrer reagieren auf Bremslichter später als Nichtraucher, sehen nachts schlechter und verursachen mehr tödliche Verkehrsunfälle – mit einem Wort, Raucher sind eine einzige Gefahr für sich und alle anderen.

Welchen Effekt hätte nun ein totales Rauchverbot (abgesehen von der Arbeitslosigkeit für die 20 000 Beschäftigten der deutschen Tabakindustrie)?

1. Menschen lebten im Durchschnitt gesünder. Wenn die oben zitierten Statistiken stimmen (und trotz der einen oder anderen pädagogischen Übertreibung besteht leider kaum Anlaß, die grundsätzliche Gefahr des Rauchens anzuzweifeln), würden in jeder Altersklasse weniger Menschen krank.

2. Die Menschen lebten im Durchschnitt länger. Auch wenn die Meinungen zum Umfang der möglichen Verlängerung des Lebens differieren, sind sich alle über die Richtung des Effektes einig. Grundsätzlicher Konsens herrscht auch darüber: Je früher im Leben ein Raucher mit dem Rauchen beginnt, je mehr Zigaretten er täglich raucht, je tiefer er inhaliert und je nikotin- und teerhaltiger die Zigaretten sind, desto mehr Lebensjahre gehen verloren. Nach Angaben der Bundeszentrale für gesundheitliche Aufklärung liegt die Lebenserwartung eines 30jährigen Rauchers mit einem Tabakkonsum von ein bis zwei Päckchen Zigaretten sechs Jahre unter der eines Nichtrauchers, und das Wissenschaftliche Institut der Ortskrankenkassen schätzt die durchschnittliche Lebensverkürzung eines starken Ziga-

rettenrauchers sogar auf mehr als zwölf Jahre, d. h., so lange könnte die vormalige Risikogruppe bei einem totalen Rauchverbot langfristig länger leben.

3. Die Krankheitskosten. Offenbar sind hier zwei gegenläufige Tendenzen auseinanderzuhalten. Auf der einen Seite nähmen die Kosten pro Kopf und Jahr wegen der besseren Gesundheit natürlich ab. Ob die Ersparnis wirklich so hoch ist wie oft behauptet, sei einmal dahingestellt – billiger wäre die Behandlung pro Kopf und Jahr aber in jedem Fall. Auf der anderen Seite fallen aber in den zusätzlichen Lebensjahren auch zusätzliche Kosten an. Das ist genauso unbestreitbar wahr, denn ein Raucher, der auf dem Friedhof liegt, kostet seine Krankenkasse nichts (wie von Woody Allen am Anfang des Kapitels sehr präzise formuliert). Der Nettoeffekt dieser gegenläufigen Wirkungen von weniger Ausgaben pro Jahr und zusätzlichen Jahren ist aber durchaus nicht a priori klar und vermutlich für die Kasse negativ.

Schon eine simple Überschlagsrechnung zeigt, daß ein dem Krebstod entrissener Raucher nicht notwendig unser Gesundheitsbudget entlasten muß. Denn dieser verhinderte Raucher wird statt dessen, wenn auch etwas später, mit großer Wahrscheinlichkeit an einem dreimal so teuren Herzleiden sterben (so wie umgekehrt die Hälfte aller Herztoten sonst an Krebs gestorben wären). »Für die gesetzlichen Krankenkassen sieht die Rechnung beim Rauchen makaber günstig aus«, formuliert der Hannoveraner Sozialmediziner F. W. Schwartz. »Die Raucher sterben so viel früher, daß sie den Kassen wieder jene Kosten ersparen, die sie zuvor für die Behandlung von Gefäßverschlüssen, Infarkten, Krebs und Bronchitis gekostet haben«.

Diese für die Krankenkassen so »makaber günstige« Rechnung muß natürlich für die Gesellschaft als Ganzes durchaus nicht günstig sein – vor voreiligen Schlüssen sei nochmals gewarnt. Dennoch ist es durchaus lehrreich, noch etwas bei diesem reinen Kostenaspekt zu verweilen, wird doch gerade die Bekämpfung des Rauchens immer wieder, und wie wir hier sehen, durchaus zu Unrecht, als die ideale Kostenbremse des Gesundheitswesens offeriert.

In der Studie von Leu und Schaub ergab sich folgendes: Raucher (männlich) leben im Durchschnitt 68, echte Nichtraucher 72 und »hypothetische« Nichtraucher 71 Jahre lang (basierend auf der Schweizer Sterbetafel). »Echte« Nichtraucher sind dabei Personen, die ohnehin nicht rauchen, »hypothetische« Nichtraucher dagegen solche, die nur mangels Nikotin nicht rauchen. Diese Unterscheidung ist wichtig, weil aktuelle Raucher alles andere als eine Zufallsstichprobe der Gesamtbevölkerung darstellen. Sie sind nämlich auch häufiger dem Alkohol verfallen, begehen öfter Selbstmord oder werden öfter als andere zu Opfern von Unfällen und Gewaltverbrechen – alles Dinge, die kaum dem Nikotin als solchem anzulasten sind. Vielmehr greifen labile Charaktere aus ähnlichen Gründen gern zur Zigarette, aus denen sie Selbstmord begehen oder Unfälle und Gewalttaten provozieren, so daß mancher Raucher auch ganz ohne Tabak früher sterben würde.

Dieser Anteil an der höheren Sterblichkeit ist für die Ermittlung der verlorenen bzw. gewonnenen Jahre also zunächst herauszurechnen. Für die Schweiz ergab sich so, daß »Rauchertypen« ohne Rauchen drei Jahre länger leben würden als vorher, aber immer noch ein Jahr früher sterben müßten als Personen, die von sich aus nie zur Zigarette greifen. Dagegen wäre ihr Verbrauch an Gesundheitsgütern, nicht pro Jahr, sondern über das ganze Leben gerechnet, etwa der gleiche wie vorher auch. Mit anderen Worten, eine Gruppe von Rauchern verbraucht im Laufe ihres Lebens, bis der letzte gestorben ist, immer die in etwa gleiche Menge an Gesundheitsgütern, ob sie nun rauchen oder nicht. Im ersten Fall verbrauchen sie mehr pro Lebensjahr, leben aber kürzer, im zweiten Fall verbrauchen sie weniger pro Lebensjahr und leben dafür länger. »Diese Resultate zeigen daher«, fassen Leu und Schaub ihre Untersuchung zusammen, »daß Rauchen die Gesundheitsausgaben nicht erhöht und daß man daher von einer Reduktion des Rauchens auch keine Reduktion der Ausgaben erwarten darf.«

Die indirekten Kosten der Prävention
werden meistens übersehen

Das Fazit solcher rein ökonomischen Rechenübungen ist also in aller Regel, daß Prävention durchaus nicht immer Kosten spart. Wegen der Extrajahre wird das Gesundheitswesen im Gegenteil oft noch teurer, und diesen indirekten Effekt lassen herkömmliche Kosten-Nutzen-Analysen, die immer noch Kostenvorteile für zusätzliche Prävention errechnen, nur zu oft außer acht. Das Musterbeispiel einer solchen Milchmädchenrechnung ist die folgende Werbung für Kreislauf-Präventivkuren aus dem *Deutschen Ärzteblatt*: Ein 45jähriger, leicht übergewichtiger Mann mit mäßig überhöhtem Blutdruck, der täglich 20 Zigaretten raucht, wird mit 32prozentiger Wahrscheinlichkeit innerhalb der nächsten sechs Jahre einen Herzinfarkt erleiden (d. h., pro hundert Männer werden im Durchschnitt 32 Infarkte auftreten). An diesen Zahlen besteht leider kein Anlaß zu zweifeln. Dieses Risiko, so rechnen die Autoren, sänke nach einer 3000 DM teuren Präventivkur auf nur noch 4 Prozent. Bei hundert Kuren folgen daraus Gesamtkosten von 300 000 DM. Dem stehen durchschnittlich 29 verhinderte Herzinfarkte gegenüber, deren Therapie pro Fall rund 24 000 DM, zusammen also 29 mal 24 000 = 696 000 DM verschlingen würde (wiederum nach den Berechnungen der Autoren, die wir, obwohl inzwischen schon veraltet, als korrekt unterstellen wollen). Ergo sparen solche Kuren den Krankenkassen Geld. Zumindest sieht das auf den ersten Blick so aus. Hundert Kuren kosten 300 000 DM, ersparen aber Kosten von 696 000 DM – ein scheinbarer Nettogewinn für die Krankenkassen von 396 000 DM.

In Wahrheit existiert dieser Gewinn nur in der Phantasie des *Deutschen Ärzteblatts*. Ohne hier einen eventuellen übergeordneten Nutzen solcher Kuren zu bestreiten: Kosten sparen sie den Krankenkassen sicher nicht. Allein schon in den sechs Jahren, auf die sich die Kalkulation bezieht, und danach erst recht können die vor Herzinfarkt bewahrten Männer alle möglichen anderen Krankheiten bekommen, für die, wären sie am Infarkt verstorben, die Kasse keinen Pfennig zahlen müßte. Ein oder zwei Aids-Infektionen unter den Geretteten und von Ersparnis keine Spur.

Die wenigen auch langfristig ökonomisch rentablen Präventionsmaßnahmen lassen sich leider an den Fingern abzählen – die Fluorbeigabe zum Trinkwasser zur Vermeidung von Karies z. B., denn trotz eines beispiellosen therapeutischen Aufwands ist die Zahngesundheit der Bundesbürger alles andere als optimal, oder vielleicht Kontrolluntersuchungen zur Vorbeugung des »grünen Star«, einer Augenkrankheit, an der heute rund 800 000 Bundesbürger leiden sollen und die bei zu spätem Erkennen zum Erblinden führen kann. Wird der grüne Star dagegen früh entdeckt, kann man ein weiteres Fortschreiten recht leicht verhindern.

Das sind aber Ausnahmen. In der Regel werden die zunächst gesparten Kosten im weiteren Verlauf des Lebens durch andere Krankheiten mit Zins und Zinseszins wieder eingeklagt oder ist Prävention sogar selbst schon teurer als die Behandlung, die man dadurch spart. So zweifelt Louise Russell in ihrem Buch *The economics of prevention* sogar den Spareffekt von Schutzimpfungen, aber auch anderer Präventionsprogramme an, bei denen man nicht vorher weiß, wer in der Risikogruppe die jeweilige Krankheit ohne Prävention bekommen hätte. Ungezählte Menschen werden nämlich geimpft, mit blutdrucksenkenden Medikamenten behandelt oder durch Vorsorgeprogramme aller Art geschleust, die ohnehin die Krankheit nie bekommen hätten. Für diese ist das Geld für die Prävention also gewissermaßen zum Fenster hinausgeworfen. Bei akuten Fällen dagegen wird der Aufwand wirklich nur dort getrieben, wo er wirklich nötig ist. Wenn auch die Behandlung akuter Fälle pro Patient in der Regel teurer ist als die Vorbeugung, so ist doch die Fallzahl und oft allein schon deshalb auch der Gesamtaufwand der Therapie, wie beispielhaft bei der Bekämpfung von Masern, erheblich kleiner. »Nur wenige Präventionsprogramme, falls überhaupt welche, tragen zur Kostenreduktion im Gesundheitswesen bei«, stellt Frau Russell daher als Fazit ihrer Untersuchung fest.

Kosten werden nicht verhindert, nur verschoben

Auch die Mediziner selbst, sofern sie nicht durch Prävention ihr Geld verdienen, sehen deren Rolle heute deshalb vielfach nüchterner. Der oben schon zitierte Sozialmediziner F. W. Schwartz, ein vehementer Verfechter von mehr Prävention, wenn auch aus anderen Gründen als der Kostendämpfung, gibt zu, »daß Prävention dann, wenn sie vorzeitige Sterblichkeit vermeiden hilft, im wesentlichen nur zusätzliche Kosten und ansteigende Behinderungslast verursacht«, und auch Hanns Peter Wolff, Vorsitzender des Wissenschaftlichen Beirats der Bundesärztekammer, konstatiert im *Deutschen Ärzteblatt*, daß man das Potential der Prävention oft überschätzt: »Denn man darf nicht übersehen, [...] daß Kostenersparnis durch Prävention eine Illusion ist jedenfalls in diesem Jahrhundert, denn Lebensverlängerung durch Gesundheitserziehung und Früherkennung verlangen ihren ökonomischen Preis, oft durch medikamentöse Langzeitbehandlung frühzeitig diagnostizierter Leiden, stets durch Vermehrung der altersabhängigen Krankheitslast.«

Diese Einsicht ist international. »Man muß akzeptieren, daß es unwahrscheinlich ist, auf der Basis der Vorbeugung das Auftreten von Krankheiten unter der alternden Bevölkerung der westlichen Länder reduzieren und damit Kosten senken zu können«, formuliert der englische Gesundheitsökonom T. E. Chester auf einer Tagung der österreichischen Gesellschaft für Gesundheitsökonomie. »Präventionsmaßnahmen führen also nicht nur, beziehungsweise nicht immer zu einer Verringerung des Bedarfs an kurativen Leistungen, sondern auch zu einer Veränderung des Bedarfs und zwangsläufig auch der Nachfrage nach kurativen medizinischen Leistungen«, pflichtete ihm der Sozialmediziner Michael Kunze bei. »Aus diesem Grund ist es eher unwahrscheinlich, daß sich die durch die Prävention zweifellos ergebenden Chancen zur Reduktion des Aufwands im kurativen Bereich in der Praxis auch tatsächlich realisieren lassen.«

Das Fazit aus alledem ist klar. Wie kryptisch auch immer die Experten sich ausdrücken mögen (als fürchteten sie, wegen solch ketzerischer Ansichten vom Publikum gesteinigt zu werden), mehr

Prävention führt uns nicht aus dem Dilemma der Rationierung in der Medizin hinaus, sondern nur noch tiefer in den Kostendämpfungssumpf hinein.

Nutzen und Grenznutzen von Prävention

Die Betonung liegt dabei auf »mehr«. Das ist keine sprachliche Haarspalterei, sondern ein ganz zentraler Punkt. Man kann den Nutzen von *mehr* Prävention durchaus bezweifeln, ohne den Gesamtnutzen aller Prävention insgesamt in Frage zu stellen. Ein ersatzloser Wegfall etwa von Schutzimpfungen und öffentlicher Hygiene wäre medizinisch wie auch ökonomisch ein Desaster. Binnen weniger Jahre würden wir wieder wie unsere Vorfahren von Tbc und Typhus, Kinderlähmung, Pocken oder Cholera hinweggerafft, und die Bekämpfung dieser Seuchen wäre im Vergleich zum eingesparten Vorsorgeaufwand vermutlich auch noch sehr viel teurer. Ohne Zweifel sind daher die Mittel gegen diese Seuchen auch ökonomisch bestens angelegt, von den gewonnenen Lebensjahren ganz zu schweigen – wir können auch sagen, daß dem Aufwand ein hoher Nutzen gegenübersteht.

Das bedeutet aber nicht, daß eine Verdoppelung des Aufwands auch den Nutzen verdoppelt. Der zusätzliche Ertrag (»Grenzertrag« im Fachjargon der Ökonomen) nimmt vielmehr mit steigendem Aufwand ab. Jede Extramark für Prävention spart immer weniger Behandlungskosten und trotzt dem Tod zusehends weniger Lebensjahre ab. Nach den leichten Siegen über die akuten Killerkrankheiten der Vergangenheit steht die Medizin heute weit hartnäckigeren Feinden, wie den viel schwerer oder überhaupt nicht aufzuhaltenden chronisch-degenerativen Krankheiten, gegenüber, sind die heutigen Feldzüge nur mit weit höherem Aufwand an Geld und Material zu gewinnen, werden Siege, falls überhaupt, immer mühsamer erkämpft und macht der Triumph über die eine Menschheitsgeißel in der Regel nur noch Platz für eine andere.

Obwohl also die segensreiche Wirkung von Präventionsmaßnahmen, die mitgeholfen haben, unsere Lebensspanne seit Anfang des

Jahrhunderts von knapp 40 auf heute über 70 Jahre zu verdoppeln, insgesamt nicht zur Debatte steht, ist die Wirkung zusätzlicher Maßnahmen nicht völlig erschlossen. War die Prävention von Typhus, Cholera und Pest unter medizinischen wie ökonomischen Aspekten ein riesiger Erfolg, so kann man das von einer (hypothetischen) Vorbeugung der heutigen Killerkrankheiten Krebs und Kreislaufleiden sicher nicht mehr sagen – eine weitere Verdoppelung unserer Lebenserwartung, von 70 bis 80 auf 140 bis 160 Jahre, ist wegen unserer biologischen und wohl auch in Zukunft gültigen Altersgrenze von rund 115 Jahren völlig ausgeschlossen. So haben Demographen ausgerechnet, daß die vollständige Elimination von Krebs die Lebenserwartung moderner Wohlstandsbürger um kaum drei Jahre steigern würde. Die Elimination sämtlicher Herz-Kreislauf-Krankheiten würde immerhin noch sieben Jahre bringen, die Elimination aller Unfälle noch ein Jahr und die Elimination aller Krankheiten der Atmungs- und Verdauungsorgane sowie aller Selbstmorde jeweils noch ein halbes. Das ist mehr als nichts, und viele Leser wie auch der Schreiber dieses Buches, die irgendwann mit großer Wahrscheinlichkeit einmal an einem dieser Übel sterben werden, wären sicher mehr als glücklich, wenn uns deren Ausrottung so wie bei Pocken, Typhus oder Pest endlich einmal gelänge.

Nur stünde der Sensenmann dann nicht viel später schon wieder vor der Tür. Hatte ein Opfer des Typhus oder der Kinderlähmung noch Jahrzehnte gesunden Lebens vor sich gehabt, so ist das für einen dem Herztod entrissenen Frührentner von heute nicht so: Hinter dem Schlaganfall lauern dicht gestaffelt tausend weitere Gefahren, die nur auf ihre Chance warten und die, ganz gleich wie viele wir auch an die Kette legen, uns eher früher als später erneut überfallen.

Wie wir die Sache also drehen oder wenden: Solange wir nicht bereit sind, zum Ausgleich für mehr Prävention die Heilbehandlung einzuschränken, ist mehr Prävention unter rein kaufmännischen Aspekten heute ein Verlustgeschäft.

Geld ist nicht alles

Die Frage ist nur, sollen kaufmännische Aspekte in der Medizin den Ausschlag geben? Dann müßten wir Rauchern einen Bonus auf den Krankenkassenbeitrag einräumen und Selbstmörder ganz von ihrer Beitragspflicht befreien – das und nichts anderes wäre nämlich die logische Konsequenz der modernen Vorschläge, Risikogruppen wie Raucher, Alkoholiker oder Übergewichtige entsprechend der von ihnen verursachten (vermeintlichen) Mehrbelastung der Krankenkassen mit höheren Beiträgen zu belegen (Bonus-Malus-System). Wenn man sie aber mit dem Argument zur Kasse bittet, sie wären teurer als die restlichen Versicherten, muß man sie konsequenterweise auch entschädigen, wenn sich in Wahrheit das Gegenteil erweisen sollte.

Hier sieht man, auf welche Holzwege die Maxime führt, Gesundheitspolitik solle vor allem Kosten sparen. Unter diesem Leitstern sind nur die wenigsten in den letzten Jahren neu eingeführten bzw. aktuell diskutierten Programme effizient, wie vielleicht die Gurtpflicht im Straßenverkehr oder Maßnahmen zum Arbeits- und Unfallschutz, die aber typischerweise außerhalb des engeren Medizinbetriebes angesiedelt sind. Im eigentlichen Sinn medizinische Präventionsmaßnahmen machen nach diesem Kriterium keinen Sinn.

Gesundheitspolitik sollte aber nicht den Krankenkassen Kosten sparen, sondern uns möglichst lange am Leben und gesund erhalten. Wenn das durch Prävention besser als durch Therapie gelingt, dann sollten wir mehr Prävention betreiben. Wenn nicht, dann nicht.

Damit sind wir zugleich bei dem Kriterium angelangt, nach dem in erster Linie der Wert (Ertrag, Nutzen, Wünschbarkeit) präventiver bzw. therapeutischer Maßnahmen gemessen werden sollte. Ausschlaggebend ist nicht, ob die Krankenkassen Kosten sparen (denn die meisten Kosten würden wir sparen, würde unser ganzer Gesundheitsbetrieb ersatzlos eingestellt), sondern ob der enorme Aufwand auch wirklich den maximalen Ertrag in Form gesunder und schmerzfreier Lebensjahre erzielt. Bekommen wir für unsere mehreren hundert Milliarden Gesundheitsmark im Jahr auch wirklich einen maximalen Gegenwert? Oder könnten wir durch alternative Verwendung dieser Mittel mehr Menschenleben retten, mehr Lebensjahre gewinnen, mehr Leiden verhüten, als wir das mit dem aktuellen Verhältnis von 1:10 für Prävention und Behandlung tun?

Hier überzeugt das Plädoyer für mehr Prävention schon eher. »Was aber nützt eine Herz-Lungen-Maschine einem Land, von dessen Bevölkerung 90 Prozent nie in ihrem Leben ein Krankenhaus von innen sehen?« fragt vollkommen zu Recht die FAZ. »Mit dem Geld, welches irgendein zentralafrikanischer Staat für eine Intensivstation ausgibt, die während ihrer technischen Lebensdauer bei sachgemäßem Einsatz vielleicht 200 älteren Menschen ein paar zusätzliche Lebensjahre schenkt, könnten sämtliche Kleinkinder dieses Staates gegen die vorherrschenden Infektionskrankheiten geimpft werden, die gegenwärtig noch bis zu 50 Prozent eines Neugeborenenjahrgangs im ersten Lebensjahr töten.«

Wenn also die Wahl heißt, Schutzimpfung aller Säuglinge oder Intensivstation, fällt die Entscheidung leicht. Nur Verrückte wählen hier die Intensivstation. Ist beides zugleich nicht finanzierbar – für viele Länder der Welt eine traurige Realität –, kann die rationale Wahl nur »Schutzimpfungen« heißen; alles andere käme einer enormen Verschwendung kostbarer Ressourcen gleich. (Daß die tatsächliche Entscheidung dennoch allzu oft genau andersherum ausfällt, ist ein trauriges Zeugnis sozialer Korruption und Unvernunft).

Jedoch liegt Deutschland nicht in Afrika. In Deutschland sterben längst nicht mehr 50 von 100 Säuglingen noch im ersten Lebensjahr, hier ist das präventive Potential preiswerter Schutzimpfungen lange ausgeschöpft. Der Grenzertrag der Prävention ist hier wie in anderen entwickelten Industrienationen weit niedriger als in der dritten Welt – zusätzliche Lebensjahre gewinnt man hier nicht notwendig am billigsten über noch mehr Prävention.

In den USA z. B. hat man einmal die Kosten pro Extralebensjahr bei verschiedenen Maßnahmen gegen Herzinfarkt berechnet, mit folgendem Ergebnis: Kardiologische Intensivstation 5200 Dollar, Notarztwagen 7300 Dollar, Angiographie mit eventueller Bypassoperation 14000 Dollar, Bluthochdruck-Behandlung 20000 Dollar,

Belastungstests von asymptomatischen Patienten mit anschließendem Szintigramm 39000 Dollar – die Situation der Entwicklungsländer hat sich völlig umgekehrt: Wenn diese Zahlen stimmen, sind zusätzliche Lebensjahre für Herzpatienten in entwickelten Industrieländern weit billiger durch Intensivstationen als durch Belastungstests oder durch Bluthochdruck-Behandlungen zu haben.

Außerökonomische Argumente

Allerdings bleiben in dieser Rechnung einige wichtige Faktoren abseits von Geld und Kosten ausgeklammert. Zum Beispiel ist wohl niemand gern krank, d. h., die Vermeidung einer Krankheit, auch wenn zu hundert Prozent kurierbar, sollte allein schon deshalb unter sonst gleichen Umständen den Vorrang haben. Oft sind Behandlungen auch nur teilweise erfolgreich, denn wie im ersten Kapitel gezeigt, dominieren in der modernen Medizin die sogenannten »halfway-technologies« – wir bleiben zwar am Leben, sind aber nicht gesund, wie die mit großem Aufwand an Medikamenten und Material überlebenden Opfer der Kinderlähmung, die sicher mehr als glücklich wären, wenn sie diese Krankheit nie bekommen hätten.

Aber auch Prävention ist oft nicht ungefährlich. Nicht umsonst ist man etwa vielerorts von Schutzimpfungen gegen Keuchhusten wieder abgekommen, und neuerdings raten Ärzte bei Reisen in gewisse Tropenländer sogar von der Vorbeugung gegen Malaria ab. »Die Gefahr einer schweren gesundheitlichen Nebenwirkung durch das eingenommene Anti-Malaria-Medikament ist genauso groß wie die Gefahr, in diesen sogenannten Low-Risk-Gebieten an Malaria schwer zu erkranken«, warnt etwa der Züricher Tropenmediziner Robert Steffen. Statt dessen sollte man sich besser nur bei einer tatsächlichen Infektion behandeln lassen. Andere Vorsorgemaßnahmen sind, wenn nicht gefährlich, so doch zumindest unbequem (Diät), mindern die Lebensfreude (Verzicht auf Alkohol und Nikotin), sind mit lästigen Nebenwirkungen behaftet wie viele Medikamente zur Senkung des Bluthochdrucks oder vergällen nur das weitere Leben, ohne den Verlauf der Krankheit einzudämmen, wie oft die Früherkennung gegen Krebs.

Solche Komplikationen einmal ausgeklammert, sollten wir aber bei konkurrierenden Ansprüchen an unser beschränktes Gesundheitsbudget wissen, wie wir zu entscheiden haben: Wenn nicht alles machbar ist, was wir uns wünschen, dann wird das gemacht, was die meisten Lebensjahre rettet, ganz gleich ob Prävention, ob Therapie. Keine dieser Strategien ist von sich aus besser als die andere – der ganze große Streit zu diesem Thema ist ein Sturm im Wasserglas.

Von zentraler Bedeutung ist dabei allein, daß Menschenleben, die offen oder verdeckt damit ebenfalls verhandelt werden, hier allein statistisch zur Debatte stehen. Ob die Entscheidung für oder gegen Prävention, für oder gegen Therapie ausfällt, ist dagegen völlig unerheblich. Eine weitere Herzklinik statt eines nationalen Bluthochdruck-Programmes z. B. kostet zweifellos sehr vielen Menschen das Leben (nämlich alle diejenigen, deren Infarktrisiko durch das Bluthochdruck-Programm erfaßt und reduziert werden könnte), aber sie verurteilt nicht konkrete Patienten zum Tode; sie berührt allein die für alle geltende Wahrscheinlichkeit, im nächsten Jahr an Herzinfarkt zu sterben, und das ist, wie wir im letzten Kapitel gesehen haben, ein großer Unterschied.

Auf keinen Fall ist die Maxime, mit gegebenen Mitteln möglichst viele Lebensjahre zu retten, als Appell zu verstehen, etwa einen Dialysepatienten von einer einmal begonnenen Behandlung auszuschließen, weil das so gesparte Geld, für eine Kampagne gegen das Rauchen verwendet, vielleicht weit mehr Lebensjahre retten würde. Diese Maxime betrifft vielmehr allein und ausschließlich das Planungsstadium medizinischer Maßnahmen, wo weder Opfer noch Nutznießer feststehen, ja oft noch nicht einmal geboren sind. Ob dagegen die geplante Maßnahme unter Therapie oder Prävention eingeordnet werden muß, ist für die Entscheidung völlig irrelevant.

Wer verdient an Prävention?

Darüber hinaus hat der lauwarme Enthusiasmus unserer Ärzte für die Prävention noch einen anderen Grund. Blättert man dazu die ärztliche Standespresse durch, fällt eine unterdrückte Panik auf, ein Drahtseilakt von einerseits und andererseits. Vollkommen zu Recht sehen nämlich viele Ärzte in mehr Prävention eine Gefahr für ihren Stand, einen Anschlag auf ihr Gesundheitswächter-Monopol. Um seine Mitmenschen vor Rauchen und falschem Essen, vor Bewegungsmangel oder Arbeitsstreß zu schützen, muß man nämlich nicht unbedingt Medizin studieren, die Ärzte, besonders die niedergelassenen Ärzte in der freien Praxis, haben hier auf einmal Konkurrenz.

Und wer liebt schon Konkurrenz? Bei allen Lippenbekenntnissen zur freien Marktwirtschaft fürchten ja gerade unsere niedergelassenen Ärzte nichts so sehr wie einen freien Markt. Wenn also jetzt auf einmal Sozialarbeiter, Psychologen, Soziologen, Ernährungsphysiologen oder Sportlehrer in Sachen Prävention mitreden wollen oder sollen, löst das bei Ärztefunktionären helle Panik aus. »Mittels arbeitsloser Arzthelferinnen, die zu Gesundheitsberatern fortgebildet würden«, versuchten die Krankenkassen laut Hartmannbund die Prävention »für sich allein zu reklamieren«, der Berufsverband der Kinderärzte hat alle Hände voll zu tun, die »Elternberatung, Allergie-, Sucht- und Infektprophylaxe, die Ernährungsberatung sowie die Rachitis- und Kariesprophylaxe« vor den langen Fingern anderer Berufe abzuschirmen, und auch Zahnmediziner, Internisten oder Frauenärzte haben nicht die Absicht, auch nur einen Millimeter Kompetenz an Konkurrenten abzugeben.

In Wahrheit ist natürlich überhaupt nicht einzusehen, warum Ärzte auch in der Prävention Alleinverdiener werden sollen. Um das Trinkwasser einer deutschen Großstadt mit Fluor anzureichern, braucht man keinen Zahnarzt, sondern einen Chemiker, und auch die Koordination solcher Aktionen geschieht besser in einer staatlichen Behörde als in einem Krankenhaus, wie so viele erfolgreiche Impfprogramme der Vergangenheit oder die früheren Massenuntersuchungen auf Tbc, die nicht umsonst der Regie des öffentlichen

Gesundheitsdienstes und nicht den niedergelassenen Ärzten unterstanden.

Kein Wunder also, wenn der Enthusiasmus vieler Ärzte für die Prävention in Grenzen bleibt. Die von unseren Ärzten so gern beschworene illusionäre Einheit von Therapie und Prävention sollten wir als das erkennen, was sie ist, als eine Illusion. Wir billigen doch auch der Feuerwehr einen Expertenstatus bei der Brandbekämpfung zu, aber ein Feuer verhindern kann jeder selbst. Und genauso sollten Ärzte in erster Linie heilen und nicht kontrollieren – den Blutdruck messen oder auf die Waage steigen können wir auch ohne sie.

Nach geltendem Recht können Ärzte daher an Prävention nicht viel verdienen. Nur bei Kindern bis zu vier Jahren, und dann wieder bei Frauen ab 20 und Männern ab 35 dürfen sie Leistungen zur Krankheitsfrüherkennung auf Kosten der Krankenkassen abrechnen (die berühmten Krebsvorsorgeuntersuchungen). Darüber hinaus können sie natürlich beraten und belehren, soviel sie wollen – nur zahlt die Kasse nichts dafür.

Und warum sollte sie auch. Wenn etwa Ärztefunktionäre fordern, »Zusatzziffern für alle Primärärzte« zu schaffen, »bei denen bei entsprechender Qualifikation des Arztes ein Stundenhonorar von 200 DM herausspringen müsse« (so der Vorsitzende des Berufsverbandes der Kinderärzte in der *Ärzte-Zeitung*), ist das nur schwerlich einzusehen. Und wenn Mediziner noch so oft behaupten, »eine individuelle Gesundheitsberatung, die auf dem besonderen Vertrauensverhältnis zwischen Arzt und Patient aufbaue und die besonderen Lebensumstände des einzelnen Versicherten berücksichtige«, sei erfolgversprechender als »globale Aufklärungskampagnen und Maßhalteappelle«, wird das auch durch Wiederholen nicht notwendig richtiger. Ob »zielgruppenorientierte Vorsorgeprogramme« für Teenager, mit »Schwerpunkt auf sexualmedizinischer Prävention, psychischen und psychosomatischen Störungen, gesundheitsgefährdenden Drogen und Genußmittelkonsum«, ob »unangemessenes Ernährungs- und Bewegungsverhalten« oder »haus- und familienärztlicher Beratungsbedarf« wegen »instabiler Familienstrukturen«: In keinem Problemfeld sind Ärzte die einzigen, die hier sinnvoll tätig werden könnten, so daß, wenn überhaupt, genausogut auch andere Berufe Forderungen an die Krankenkassen stellen könnten. Prävention ist ein sehr weites Feld, sie braucht durchaus nicht immer einen weißen Kittel, sie funktioniert auch ohne ärztliche Regie. Wer weiß, vielleicht sollten auch unsere Seelsorger oder die Damen des horizontalen Gewerbes einmal erwägen, ihre Bemühungen mit den Krankenkassen abzurechnen! Hier wird doch allzu offensichtlich nur um den Geldtopf der Krankenkassen gekämpft; den wollen viele Ärzte, und wer möchte ihnen das verübeln, natürlich gern für sich behalten.

Dieses Motiv steht wohl auch hinter der Forderung des Hartmannbundes, nach einen umfassenden, zweijährlichen »Gesundheits-Check-up« für alle Versicherten ab 18 Jahre, denn die Hauptfunktion dieses »Check-ups« ist vor allem die Zufuhr von Kunden, während der Nutzen für die Gesundheit eher zweifelhaft erscheint. Julius Hackethal etwa berichtet in seinem Buch *Nachoperation* von einer Untersuchung aus den USA, die keinerlei Beweis für den medizinischen Wert solcher »Check-ups« erbringen konnte. »Von den 5156 Vorsorgeuntersuchten starben in den nächsten sieben Jahren genauso viele wie von den 5557 ohne solche Gesundheitsinspektion. Die Getesteten waren zwischen 35 und 54 Jahre alt. Es starben innerhalb der Sieben-Jahres-Periode 3,6 Prozent der regelmäßig inspizierten und 3,9 Prozent der nicht inspizierten Personen. Dieser Unterschied ist so gering, daß er noch in den Zufallsbereich fällt.« Und auch die Dauer der Arbeitsunfähigkeit durch Krankheit unterschied sich kaum: 97,5 Prozent der Vorsorgeuntersuchten und 97,6 Prozent der anderen waren im siebten und letzten Jahr der Studie weniger als zwei Wochen krank.

Hackethal schlägt statt dessen vor, die Menschen mehr zum »Selbstaufpassen« anzuregen. Lungenkrebs etwa äußere sich in lang andauerndem Reizhusten mit schleimig-eitrigem Auswurf, und Brustkrebs erkenne man früh genug, wenn die Frau alle Vierteljahre ihre Brüste nach einem festen Untersuchungsprogramm besichtige und betaste. »Bei dem jetzigen Stand der Technik«, folgert Hackethal, »und es ist sehr zweifelhaft, daß sich daran in absehbarer Zeit etwas ändern wird, sind breite Gesundheitsaufklärung der Bevölkerung und die Erziehung zum Selbstaufpassen die besten Vorbeugungs- und Früherkennungs-Möglichkeiten von Krankheiten.«

Das Problem ist nur, dabei verdient der Doktor nichts.

Gesundheit gehört dem Staat

Und dann berührt das Pro und Kontra Prävention neben unserem Portemonnaie auch noch unsere Seele; es wirft mit Macht die Grundsatzfrage auf, ob es sinnvoll oder sogar ethisch zwingend vorgeschrieben ist, die Menschen zum Glücklichsein zu zwingen.

Prävention basiert bisher in unserem Land vor allem auf Einsicht und Erziehung. Das dumme ist nur, daß Einsicht und Erziehung allein (wie etwa das »vermehrte Singen von Zahnputzliedern«, das einmal allen Ernstes vom »Deutschen Ausschuß für Jugendpflege e. V.« zur Verbesserung der Zahndisziplin deutscher Schulkinder vorgeschlagen wurde) in der Regel kaum etwas bewirkt. Die Früherkennung bei Krebs etwa wird trotz aller Aufklärung und trotz allen guten Zuredens nur von 14 Prozent der berechtigten Männer und von dreißig Prozent der berechtigten Frauen tatsächlich in Anspruch genommen, und genauso haben auch alle Kampagnen gegen das Rauchen bisher wenig genützt, angefangen mit der lächerlichen Warnung auf den Zigarettenschachteln bis hin zu den vielen gescheiterten Versuchen, Schülern und Jugendlichen das Rauchen auszureden. »Die im öffentlichen Gesundheitswesen tätigen Gesundheitsberater haben kaum eine Chance, ihre Aufgaben in den Schulen erfolgreich wahrzunehmen«, konnte man dazu in der Presse als Fazit eines Seminars des niedersächsischen Landesvereins für Gesundheitspflege lesen. Wer Rauchen miesmache, schaffe Solidaritätseffekte und löse Trotzreaktionen aus, und alle Informationen über mögliche Gesundheitsschäden seien über Jahre hinweg ohne jeden Erfolg vermittelt worden.

Wenn also das Rauchen in jüngster Zeit tatsächlich, wenn auch nur leicht, zurückgegangen ist, so vermutlich nicht aufgrund, sondern trotz aller Erziehung und Belehrung, die man darauf verwendet hat.

Genauso wird auch das Experiment in Wiesloch und Eberstadt so lange kein 100prozentiger Erfolg, wie jeder, dem die fettarme Wieslocher Wurst oder die fade Eberstädter Mayonnaise nicht schmeckt, im nahen Mannheim auf hergebrachte Weise seinen Bauch vollschlagen kann. »Leidvolle Erfahrungen haben gezeigt, daß mit […] dem Androhen von Krankheiten kaum Verhaltensänderungen erreicht werden können«, meint auch eine Vertreterin des Wissenschaftlichen Instituts der Ortskrankenkassen. »Die Assoziation von Gesundheit mit dem Vermeiden von Krankheit hat sich nicht bewährt. Erscheint der Gesunde als ein Mensch, der sich der zermürbenden Askese unterzieht, fühlt sich kaum jemand von Prävention angesprochen.«

An diesem fundamentalen Imageproblem wird auch die bekannte Kundenfänger-Kampagne der Ortskrankenkassen mit dem Motto »Prävention macht Spaß« nichts ändern. Prävention macht nämlich durchaus keinen Spaß – den meisten Menschen jedenfalls, die sich zum Zähneputzen genauso zwingen müssen wie zur Frühgymnastik oder zum Verzicht auf ein weiteres Glas Wein, wenn es gerade besonders gut schmeckt. Trotz aller Aufklärungskampagnen essen und trinken wir weiterhin zuviel, ruinieren unsere Ohren in der Diskothek, gehen viel zu spät ins Bett, liegen trotz Ozonloch und Hautkrebs im Urlaub stundenlang am Strand, kaufen unser Mittagessen bei McDonalds statt im Bioladen, fahren mit dem Auto und nicht mit der Bundesbahn und tun von morgens bis abends Dinge, die wir eigentlich nicht tun dürften, wenn die Verhinderung von Tod und Krankheit wirklich unser höchstes Streben wäre.

Mit Parolen allein sind daher präventionsmüde Bundesbürger nicht in die Arztpraxen und AOK-Geschäftsstellen zu treiben. Freiwillig hat nämlich Prävention auf dieser Erde noch niemals lange funktioniert, so daß hinter dem Zuckerbrot, mit dem man uns gesundes Leben schmackhaft machen will, meist eine große Peitsche droht. Diese Konsequenz – daß nämlich großangelegte Prävention nur über Zwang erfolgreich durchzuführen ist – wird von den meisten Pro-Anwälten gern heruntergespielt, läßt sich aber, soll der Erfolg garantiert sein, kaum vermeiden.

Gegen einen solchen Zwang läßt sich auch kaum etwas einwenden, wenn Prävention sogenannte »externe Effekte« hat, wie das im Fachjargon der Ökonomen heißt. Ein Paradebeispiel sind Schutzimpfungen, denn hier schützt man durch Prävention nicht nur sich selbst, sondern auch andere. Hier ist die Frage »Prävention ja oder nein« eben nicht jedermanns eigenes Bier, hier ist auch in einer liberalen Weltordnung Zwang durchaus erlaubt. Auch Sicherheitsgurte oder Promillegrenzen und Tempolimits im Straßenverkehr sind nicht ohne Grund gesetzlich vorgeschrieben, weil man hier durch Fehlverhalten nicht nur sich selbst, sondern auch andere schädigt (beim Fahren ohne Sicherheitsgurte etwa durch das Überwälzen von Krankenhauskosten auf die Solidargemeinschaft aller Versicherten).

Aber man konnte in der deutschen Presse auch schon Schlagzeilen lesen wie »Krebsärzte fordern: Vorsorge als Pflicht«, und das geht doch wohl zu weit – an Krebs hat sich schließlich noch niemand angesteckt. Oder was ist von der Forderung der Europäischen Arteriosklerose-Gesellschaft zu halten, Lebensmittelindustrie und gastronomische Betriebe sollten notfalls gesetzlich dazu angehalten werden, »gesundheitsverträgliche Nahrungsmittel und Speisen« vorrangig anzubieten? Hier lauert doch ganz klar das generelle Verbot aller ungesunden Nahrungsmittel im Hintergrund (oder was immer wohlmeinende Gesundheitsapostel dafür halten). Und auch die Forderung des Hartmannbundes, den Krankenversicherten den zweijährlichen »Gesundheits-Check-up« nicht nur anzubieten, sondern gar gesetzlich vorzuschreiben, ist nur als nackte Zwangsbeglückung zu umschreiben. Dann fehlte nämlich nur noch der TÜV-Stempel auf dem Hinterteil, und ehe wir uns versehen, haben wir ihn dann – den totalen medizinischen Kontroll- und Überwachungsstaat.

Aus dem Recht *auf* könnte nämlich sehr leicht eine Pflicht *zur* Gesundheit werden, wie in vielen totalitären Systemen linker und rechter Couleur bereits gehabt. Die sowjetische Wochenzeitung *Literaturnaja Gazeta* etwa klagte zu Breschnews Zeiten einmal darüber, daß 30 Prozent aller russischen Jugendlichen übergewichtig seien und zuviel rauchten und daß ihre physische Konstitution nicht den Erfordernissen einer modernen Industrie und Armee genüge.

Alles in allem müsse die Einstellung zur Gesundheit geändert werden, da diese kein Privateigentum sei, sondern dem Staat gehöre.

Also Enteignung der Gesundheit als letzte Konsequenz? Hier heißt es offensichtlich aufgepaßt. Von der Hilfe zur Selbsthilfe bis zur Zwangsbeglückung ist es nur ein kleiner Schritt, und die Grenze ist nicht immer leicht zu ziehen.

Karl der Große soll zu seinen Ärzten gesagt haben, als diese ihm gebratenes Fleisch verboten, an dessen Stelle er gekochtes essen könne, sie sollten sich zum Teufel scheren. Was Karl dem Großen recht war, soll uns billig sein. Eine freie Gesellschaft wie unsere sollte sich im Zweifelsfall dazu durchringen, ihre Bürger nach eigener Fasson leben, aber auch nach eigener Fasson krank werden und sterben zu lassen.

5. Korruption und Mißwirtschaft

»Das machen doch alle so.«

*Kommentar eines wegen fortgesetzten Abrechnungsschwindels
zu vier Jahren Gefängnis verurteilten Kassenarztes*

Der medizinische Fortschritt hat viele Gesichter. Dieses Kapitel beleuchtet eines seiner eher häßlichen – die allgegenwärtige Korruption und Mißwirtschaft im deutschen Medizinbetrieb. Dieses Thema lenkt zwar vom eigentlichen Dilemma des modernen Gesundheitswesens ab – der Kluft zwischen Verheißung und Erfüllung in der Medizin, um die es hier vor allem geht und die auch dann noch fortbestünde, wenn es diese Korruption und Mißwirtschaft nicht gäbe, aber auf der anderen Seite hat diese Mißwirtschaft inzwischen so groteske Dimensionen angenommen, daß man sie nicht ganz ohne Kommentar links liegenlassen darf.

Die Wurzel allen Übels

Die Wurzel allen Übels ist auch hier das Geld bzw. die Möglichkeit, es leicht auf kriminelle Weise zu verdienen, das im modernen Medizinbetrieb so reichlich fließt wie nirgends sonst in unserer Republik. Ein ärztlicher Klinikdirektor etwa muß sich heute schon sehr dumm anstellen, um weniger als eine Million DM im Jahr nach Hause zu tragen, und selbst ein einfacher Landarzt verdient heute oft mehr als der Bundeskanzler, von Zahn- und Röntgenärzten, Labormedizinern und anderen Kleinunternehmern in unserem riesigen 500-Milliarden-Medizinbetrieb ganz zu schweigen.

Und daß dabei längst nicht alles mit rechten Dingen zugeht, ist nur allzu offenbar. So gehört etwa das Abrechnen nichterbrachter Leistungen heute zum Alltag vieler Kassenärzte wie das Händewaschen. Der *Zeit*-Redakteur Dieter Piel bezifferte diesen »kollektiven

Betrug« einmal auf mehr als zwei Milliarden DM pro Jahr – diese Summen, wahrscheinlich aber mehr, werden den Krankenkassen jährlich für Leistungen in Rechnung gestellt, die nie stattgefunden haben. Es werden Zähne gezogen, die es gar nicht gibt, Hausbesuche absolviert bei Patienten, die längst verstorben sind, Labortests abgerechnet, die nur in der Phantasie des Arztes stattgefunden haben, oder die Frage »Wie geht's?« als intensive Untersuchung ausgegeben – alles gerichtsnotorische Verfahren, in denen Ärzte rechtskräftig verurteilt worden sind.

Möglichkeiten zum Abrechnungsbetrug gibt es dabei so viele wie Ziffern in der ärztlichen Gebührenordnung. Ob fingierte Blutdruckmessungen, Röntgenuntersuchungen, Parodontosebehandlungen oder EKG-Aufzeichnungen – die Phantasie ist grenzenlos. An Stelle tatsächlich verwendeter billiger Vereisungssprays werden teure Betäubungsspritzen, an Stelle einfacher Mundduschen aufwendige Parodontosebehandlungen abgerechnet oder Patienten angeblich im Krankenhaus behandelt, die in Wahrheit längst zu Hause sind. Simple Urintests mittels Farbstreifen werden als komplizierte Laboruntersuchung oder Automatentests als Einzelanalysen abgerechnet. Hausbesuche in Altenheimen erscheinen auf der Honorarabrechnung mit voller Gebühr, obwohl ab dem zweiten Patienten nur die Hälfte statthaft ist, Leistungen wie die berüchtigte »eingehende Untersuchung«, die nicht mit anderen zusammen am gleichen Tag abrechenbar ist, werden im Rahmen des beliebten »Splitting-Verfahrens« einfach umdatiert oder in Wahrheit von Angestellten ausgeführte Leistungen zu Eigenleistungen gemacht. Fast 20 Jahre sollen so die Ehefrau und drei Helferinnen eines Bochumer Dentisten auf eigene Faust gebohrt haben, um willkürlich einen typischen in der deutschen Presse diskutierten Fall herauszugreifen, während der Chef ab Mitte der Woche zur Jagd in den Westerwald gefahren war. »Bis zum Wochenende kümmerten sich dann die vier Frauen um die Patienten, machten Plomben, entfernten Zahnstein, führten Mundschleimhautbehandlungen durch und röntgten auch schon mal erkrankte Zähne.«

Man kann nur spekulieren, welcher Prozentsatz der jährlich abgerechneten »ärztlichen Beratungen« in Wahrheit durch die Sprechstundenhilfe stattgefunden hat, oder dadurch, daß der Arzt sich zum »Primitivrezeptschreiber« herabbegibt (in der Formulierung von Paul Mössinger). »Für das Ausstellen des Rezeptes erhält er auf alle Fälle die Beratungsgebühr und muß nicht noch den Blutdruck messen, das Herz abhören und sich die Klagen der Patienten anhören. Er kann das Rezept samt Medikamenten von seiner Helferin vorschreiben lassen und braucht nur noch den Namen darunterzusetzen. Auf diese Weise hat er in wenigen Sekunden das Honorar der Beratungsgebühr erarbeitet.« Oder noch effizienter: Der Arzt unterschreibt gleich einen ganzen Stapel blanko und überläßt das übrige der Helferin.

Andere verwandeln sogenannte »Beratungen« nachträglich in wesentlich besser honorierte »Untersuchungen« oder berechnen »Beratungen außerhalb der Sprechstunde« bei allen Patienten, die erst nach der offiziellen Sprechstunde drankommen, denn auch dafür gibt es ein Extrahonorar. Zur Routine vieler Sprechstundenhilfen gehört auch das Eintragen der Ziffer 65 (besonders gründliche, über das normale Maß hinausgehende ärztliche Untersuchung), sobald ein Patient die Praxisschwelle überschreitet. »Galt es in Ihrer Praxis auch als ein ungeschriebenes Gesetz, eine 1 und eine 65 einzutragen, auch wenn keine Untersuchung stattgefunden hat?« wurde dazu eine Zeugin in einem Betrugsprozeß gefragt, was diese dezidiert bestätigte, mit dem Zusatz, daß dies allgemein so üblich sei.

Dann wieder rechnet ein Arzt die wöchentliche Fahrt zur Tankstelle als Hausbesuch beim Tankwart ab, schieben sich – nach dem Motto »gemeinsam marschieren, getrennt kassieren« die Mitglieder einer Praxisgemeinschaft gegenseitig stapelweise sogenannte »Vertreterscheine« zu, präsentieren Zahnärzte überhöhte Abrechnungen für Goldkronen, die sie billig und illegal von Schwarzarbeitern machen lassen, oder geben Radiologen Rabatte beim Einkauf ihres Materials nicht weiter.

Auch bei der Akquisition der Krankenscheine, diesem Universalschlüssel für die Tresore der gesetzlichen Krankenversicherung, waren die modernen Jünger des Hippokrates alles andere als zimperlich. So nahmen sie etwa Patienten, die zur Krebsvorsorge kommen, außer dem Vorsorgeschein früher oft auch gleich den kurativen Quartalsschein ab. »Auf die Frage, warum dies notwendig sei, hieß es, dies sei so üblich«, zitiert die *Ärzte-Zeitung*, der man gewiß keine Voreingenommenheit gegen ihr Publikum unterstellen kann, diesen Fall. »Ähnliches erlebte auch ein Ersatzkassen-Mitglied, das mit seinem Kind zur Untersuchung ging. Der kurative Schein wurde angeblich verlangt, ›weil sonst die Praxiskosten nicht gedeckt werden‹ könnten.«

Dann die Selbstbedienung aus der Apotheke – für manche Kassenärzte fast schon ein Gewohnheitsrecht. Sie verschreiben teure Medikamente, die der Patient nie sieht, die aber ein hilfsbereiter Apotheker dennoch bei der Krankenkasse abkassiert. Der Gewinn wird dann geteilt. »Für ihre Bemühungen nahmen die Ärzte Geld, aber auch Kosmetika für die Damen, Wein für das Hausfest oder Geräte und Material für die Praxis«, schreibt dazu der Spiegel. »Ein Apotheker finanzierte die Konfirmation eines Arztsohnes.«

Auch unterschiedliche Preise für verschiedene Packungsgrößen fordern geradezu zur Manipulation heraus. So wurden ein Apotheker aus Frankenthal und ein Arzt aus Worms zu hohen Geldstrafen verurteilt, weil der Arzt über Jahre hinweg Injektionsampullen und Medikamente in preisgünstigen Großpackungen erhalten, der Apotheker den Kassen aber wesentlich teurere Kleinpackungen berechnet hatte. Als Gegenleistung, so die Staatsanwaltschaft, seien dem Arzt dann bei einem Jagdausstatter fünf Prozent des Preises der insgesamt verordneten Arzneimittel gutgeschrieben worden.

Erbsünde Sachleistungsprinzip

Die Basis all dieser Manipulationen ist das sogenannte »Sachleistungsprinzip«. Sachleistung heißt: unmittelbarer Anspruch auf ärztliche und zahnärztliche Behandlung, Krankenhausversorgung, Heil- und Hilfsmittel, Medikamente oder Zahnersatz, so wie das fast die gesamte Gesetzliche Krankenversicherung heute vorsieht. Der Versicherte erhält nicht wie in der Privaten Krankenversicherung seine Auslagen erstattet, sondern er oder sie bekommt die gewünschten guten Dinge scheinbar kostenlos direkt vom Anbieter – eben als Sachleistung. Die finanzielle Seite des Ganzen spielt sich dabei vollkommen im dunkeln, hinter seinem Rücken ab, sie ist im Sachleistungssystem eine Angelegenheit zwischen Anbietern und Krankenkasse. Weder erfährt der Versicherte, welche Leistungen der Arzt verrechnet, noch kann oder will die Kasse kontrollieren, ob die berechneten Leistungen wirklich erbracht worden sind – was wünscht sich ein Betrüger mehr?

Dazu kommt dann noch die berüchtigte »Einzelleistungsvergütung«, die zusammen mit dem Sachleistungsprinzip das Manipulieren vor allem in der ambulanten Versorgung geradezu erzwingt. Einzelleistung heißt: Der Arzt erhält nicht wie etwa in England pro Fall oder Patient ein festes Honorar, sondern er rechnet jede Leistung einzeln ab. Daher bedeutet die Einzelleistungsvergütung auch dann eine große Versuchung, wenn wie in der Privaten Krankenversicherung keine Möglichkeit zur betrügerischen Ausbeutung per Sachleistung besteht.

Das Sachleistungsprinzip lebt von der Ehrlichkeit. Die Einzelleistungsvergütung lebt von einer anderen Fiktion – der Unterstellung, daß zu jeder Krankheit und zu jedem Symptombild eine ganz bestimmte medizinische Antwort existiert. 40 Grad Fieber mit periodischem Schüttelfrost und Durchfall bedingen Therapie X, und diffuse Kopfschmerzen mit morgendlicher Übelkeit erzwingen den Einsatz von Diagnosemethode Y. Das weiß der Arzt, und genau das tut er auch.

Etwas Ähnliches hat wohl den Konstrukteuren unseres ambulanten Sektors vorgeschwebt: der Arzt als Diagnose- und Therapieautomat, der in jedem Fall genau das medizinisch Indizierte tut.

Die Realität sieht aber anders aus, wie jeder AOK-Geschäftsführer gern bestätigen wird, in dessen Bezirk ein neuer Arzt gezogen ist. Gibt es auf einmal zwei Ärzte statt nur einen Arzt am Ort, sinkt die Belastung pro Arzt nicht etwa auf die Hälfte. Die Zahl der Patienten mag zwar abnehmen, aber die abgerechneten Leistungen nicht. Binnen kurzer Zeit haben wir bei gleichen Patienten doppelt so viele ärztliche Leistungen.

Das ist nicht nur die Meinung böswilliger Gesundheitsökonomen; das sehen Ärzte ebenso. »Der Arzt als Anbieter von Leistungen hat die Möglichkeit, Art und Umfang dieser Leistungen zu einem großen Teil selbst zu bestimmen, schreibt etwa der niedergelassene Arzt Paul Mössinger. »Der ›Verbraucher‹ dieser Leistungen hat als Versicherter kein Interesse, die ihm angebotenen Leistungen auszuschlagen; im Gegenteil, ihn befriedigt eine aufwendige Behandlung mehr als eine einfache. Er wird das Können des Arztes im wesentlichen sogar danach beurteilen, wieviel Aufwand dieser mit seiner Krankheit treibt.« Und so provoziert die Einzelleistungsvergütung ein bundesweites Analysieren und Kurieren auf Teufelkomm-heraus und macht den Patienten für den Arzt weniger als Menschen denn als Träger von Abrechnungspositionen in der Gebührenordnung interessant.

Ärzte haben neben unserer Gesundheit ganz offensichtlich auch ihr eigenes Einkommen im Auge. Hier ein zusätzliches EKG, dort eine zweifelhafte »Leberflöte«, und schon sind die teuren Apparate wieder ausgelastet. Damit läßt sich ein Patientenrückgang weitgehend ausgleichen (solange der Arzt gewisse Höchstmengen pro Fall nicht überschreitet; mittlerweile haben viele Ärzte Computer, die sie rechtzeitig davor warnen). Zwar wird das »Melken« eines Patienten mit zunehmender Leistungsdichte immer schwerer, aber das ändert nichts an der grundlegenden Tatsache, daß der Aufwand pro Patient in weiten Grenzen sehr flexibel ist. Ist das Wartezimmer voller, werden die Patienten schneller durchgeschleust. Ist das Wartezimmer leerer, kommt jeder etwas länger dran. Wie viele Kunden auch immer kommen, der Umsatz des Arztes bleibt im wesentlichen gleich.

Dieses »Ausweichen in die Menge« wird von unserem System geradezu erzwungen und läßt sich sowohl vor dem eigenen Gewissen als auch vor der Öffentlichkeit sehr leicht vertreten. Denn wer will mit Sicherheit behaupten, das EKG Nr. 1001 wäre ohne Sinn gewesen? Vielleicht entdeckt man so tatsächlich einmal unter zehn Millionen Fällen einen drohenden Infarkt. So lassen sich fast alle ärztlichen Leistungen irgendwie medizinisch rechtfertigen, und es sind jenseits des von den Lehrbüchern vorgeschriebenen Minimums der Kreativität des Mediziners keine Fesseln angelegt. Und daß der typische Kassenarzt dabei weniger den Zustand des Patienten als sein eigenes Bankkonto im Auge hat, darf eigentlich nur hoffnungslose Idealisten überraschen.

Zwar gilt die Einzelleistungsvergütung, die das alles möglich macht, heute oft nur noch im Innenverhältnis zwischen Kassenarzt und Kassenärztlicher Vereinigung und ist der Gesamtkuchen, den die Kassenärzte untereinander teilen, zu Beginn des Jahres festgelegt, aber das mildert die perversen Effekte der Einzelleistungsvergütung nur und eliminiert sie nicht. Ein Arzt, der sich aus diesem Kuchen ein besonders großes Stück herausschneiden will, beraubt so zwar zunächst einmal seine Kollegen und nicht die Beitragszahler (wie übrigens auch beim Abrechnen nichterbrachter Leistungen: Nicht umsonst kommen seit Einführung der Globalhonorare immer mehr Anzeigen wegen Abrechnungsschwindels auch von Ärzten selbst), aber indirekt nehmen die Ausgaben der Kassen dennoch zu. Denn da bei fixem Gesamthonorar und wachsenden Leistungen das Honorar pro Leistung sinkt, werden Ärztefunktionäre bei den jährlichen Punktwertverhandlungen ohne großen Widerstand einen größeren Gesamtkuchen verlangen und dann auch erhalten.

Faule Äpfel oder Flächenbrand?

Man kann darüber streiten, ob auf dieser Selbstbedienungswiese nur einige schwarze Schafe weiden, wie Ärztefunktionäre gern versichern, oder ob die Fäulnis schon die ganze Profession erfaßt. Auf jeden Fall sind Abrechnungsbetrug und Rezeptschwindel weiter verbreitet, als die letztendlich vor Gericht bestraften Fälle vermuten lassen. Denn »diese Bilanz ist nur die offizielle«, schreibt selbst die *Ärzte-Zeitung*. »Inoffiziell läuft viel mehr. Aus Anwaltskreisen ist zu hören, daß sie alle Hände voll zu tun hätten, um auch große Fälle – Schadenssumme bis zu 500 000 DM – nicht erst vor Gericht kommen zu lassen.« Durch sogenannte »Vergleiche« könnten viele Verfahren abgewendet werden, denn Staatsanwälte, Kassen und Versicherungen seien oftmals kooperativer, als man glaube. »Vor allem dann, wenn – mehr oder weniger freiwillig angeboten – eine schnelle Geldzahlung winkt.« Auf diese Weise sei in den letzten Jahren eine ganze Reihe großer Fälle »zur Zufriedenheit aller Parteien« abgeschlossen worden.

So kommen also viele Betrügereien gar nicht vor Gericht. Die Möglichkeit, mit einem dicken Geldbündel zu winken, hat ein kleiner Ladendieb natürlich nicht. »KV-intern geht man davon aus, daß etwa 15 bis 20 Prozent der Kassenärzte in irgendeiner Form – sei es objektiv oder subjektiv – zuviel oder falsch abrechnen«, schreibt die *Ärzte-Zeitung*, und »die schwarzen Schafe sind offensichtlich gar nicht so wenige«, meint auch die Fachzeitschrift *Der Kassenarzt*. »Von einer zu vernachlässigenden Minderheit kann schon lange nicht mehr die Rede sein.« Nur so ist etwa zu erklären, warum der Leitfaden »Der Staatsanwalt kommt« (gegen Voreinsendung von 90 DM auf ein Luxemburger Konto den deutschen Kassenärzten angeboten) über mangelnden Absatz nicht zu klagen hat, und auch der vom Hartmannbund vertriebene Sonderdruck aus *Der Deutsche Arzt*, »Was tun, wenn die Staatsanwaltschaft ein Ermittlungsverfahren einleitet?«, überhaupt erst auf den Markt geworfen wird.

Auch die auffällige Zurückhaltung bei ärztlichen Abrechnungen in solchen Bezirken, in denen die Staatsanwaltschaft besonders eifrig ermittelt, sollte hier zu denken geben. So stiegen etwa die Pro-Kopf-Ausgaben für ambulante Behandlung der AOK Mainz-Bingen, in deren Bereich der überdurchschnittlich aktive Mainzer Staatsanwalt Werner Hempler wirkt bzw. wirkte (mehr als 50 Ermittlungsverfahren gegen Kassenärzte in fünf Jahren) dort in dieser Zeit weit langsamer als anderswo – die Vermutung, daß potentielle Betrüger kalte Füße bekamen, ist nicht ganz von der Hand zu weisen.

Nicht nur die Ärzte ...

Wie dem auch sei, hier sind nicht allein und noch nicht einmal in erster Linie die Kassenärzte angeklagt. Denn auch die übrigen Anbieter bemühen sich nach Kräften, im Rahmen ihrer allerdings bescheideneren Möglichkeiten, an der großen Selbstbedienungsparty teilzunehmen. Apotheker fälschen Rezepte, private Pflegedienste stellen Rechnungen für Tote aus, Altenheime kassieren Pflegegelder für Phantompatienten. So hatte etwa der Leiter eines westfälischen Altenheimes zusammen mit dem zuständigen Seelsorger mehr als 500 000 DM für nicht vorhandene Heiminsassen auf ein schwarzes Konto abgezweigt.»Das Duo soll mit einem brancheninternen Trick gearbeitet haben«, schreibt der *Stern*: »Bei der Kalkulation der Tagessätze für das Heim mit über 100 Betten seien jeweils 20 bis 40 Patienten ›vergessen‹ worden. Dadurch fiel der Tagessatz pro Person entsprechend höher aus. Diese manipulierten Kosten stellten die Beschuldigten dem Landschaftsverband Westfalen-Lippe in Rechnung, der als öffentlicher Sozialhilfeträger für die Unterbringung der Alten zahlen muß.«

Verfahren wegen Abrechnungsbetrug laufen heute genauso gegen Taxiunternehmer (die heute mit Krankentransporten einen großen Teil des Umsatzes bestreiten), Masseure, Optiker und Krankengymnasten, von den »gesunden Geschäften« der Pharmaproduzenten ganz zu schweigen. Die mehreren Milliarden DM z. B., die deutsche Pharmafirmen jährlich für Werbung und »wissenschaftliche Information« verwenden, wären besser und ehrlicher als »Bestechungsgelder« abzubuchen. Da unsere Pharmaindustrie ihre Produkte hierzulande nicht im eigentlichen Sinn verkauft, sondern von Kassenärzten verordnen lassen muß, hat sie natürlich am Wohlwollen der Verordner das allergrößte Interesse. Und so schwärmen täglich ganze Heerscharen von im Prinzip überflüssigen »Pharmaberatern« in die Arztpraxen und Krankenhausapotheken unserer Republik, den Koffer voller kleiner Aufmerksamkeiten – »ein Fischereigerät, ein Jagdmantel, eine Digitaluhr passend zu einem Mahagonischreibtisch, ein besonders exklusiver Cognac, ein bereits vergriffenes Fachbuch« –, um den Herren des Rezeptblocks beim richtigen Ausfüllen zu assistieren. Oder Pharmafirmen überschütten Mediziner für wissenschaftlich wertlose »Feldstudien« mit fürstlichen Honoraren, richten Weihnachtsfeiern lokaler Ärztevereine aus, subventionieren durch überhöhte Standmieten alle möglichen Kongresse, kommen für die Kosten von Anzeigenkampagnen des Hartmannbundes auf, erhalten Dutzende von Ärztepostillen, die kein Mensch liest, mit ihren Anzeigen am Leben, fliegen gegen das

Versprechen, nur Pillen ihrer Firma zu verschreiben, Dutzende von Frauenärzten zum Finale der US-Open nach New York oder laden zu zweifelhaften »Symposien« auf die Insel Rhodos oder in Schweizer Luxusurlaubsorte ein. Bei »Champagner, Austern und sehr gutem Kaviar« erscheinen dann die Vorteile so manchen Präparats in einem neuen Licht. Und auch die wissenschaftlichen Reize eines »fakultativen Ausflugs zur Akropolis« mit anschließendem »Cocktail im Garten des Rhodos Palace Hotels« und Galadiner sind sicher nicht so einfach von der Hand zu weisen.

Tatort Krankenhaus

Dann der »Amigo-Sumpf« in unseren Krankenhäusern. Es werden Pflegesätze bei Privatpatienten berechnet, die längst im Urlaub in der Sonne liegen (und dabei fleißig Tagegelder mitkassieren), oder Patienten alias Pflegesatz-Dukatenesel werden systematisch nicht freitags, sondern montags aus dem Krankenhaus entlassen, und es soll sogar schon vorgekommen sein, daß klinisch völlig gesunde Patienten sich zur Budgetaufbesserung des Krankenhauses auf dem Operationstisch wiederfanden.

Rabatte beim Einkauf werden unterschlagen, Provisionen und »Rückvergütungen« für unnötig hohen Verbrauch von Blutgerinnungspräparaten werden eingestrichen (wir Deutschen sind Weltmeister im Verbrauch von Blutprodukten), Kostenrechnungen werden getürkt, Bestechungsgelder von Lieferfirmen angenommen. Es gibt zur Zeit fast keine deutsche Herzklinik, gegen die nicht ein staatsanwaltliches Ermittlungsverfahren wegen überhöhter Rechnungen für Herzklappen läuft, die den Kassen mit mehr als 6000 DM pro Stück in Rechnung gestellt wurden, aber schon für 1000 DM vom Hersteller zu haben sind. Die Differenz ging als Extragewinn an die Zwischenhändler und in Form von Schmiergeldern und »Naturalrabatten« (Aktienpakete, Autos, Segelurlaube in der Karibik) an die deutschen Herzchirurgen.

Schmiergelder gibt es auch für überteuerte Hüftgelenke oder Herzschrittmacher, für Dialysebedarf (ein Oberarzt der Städtischen

Kliniken Düsseldorf ließ sich an überhöhten Zahlungen für Kapillarröhrchen mit 260 000 DM beteiligen), für Ersatzteile von Herz-Lungen-Maschinen, für fast alles, was ein Krankenhaus heute einkauft und verbraucht. Ob Putzlappen, Bettpfanne oder Röntgenapparat, fast immer kostet das in einem Krankenhaus mehr als anderswo, zum Teil sicher auch deshalb, weil man mit dem Anbieter nicht lange feilschen will (schließlich werden ja die »Kosten«, ganz gleich wie hoch auch immer, von den schlafmützigen Krankenkassen anstandslos ersetzt), zum Teil aber auch, weil diese Kosten durch Bestechungsgelder künstlich hochgehalten werden.

Und die Krankenkassen schauen zu

Auch die Krankenkassen, die sich gern als die weißen Raben des Gesundheitswesens sehen, sind in einer mehr als dubiosen Rolle an diesem Trauerspiel beteiligt. In gewisser Hinsicht bilden sie sogar mit den Anbietern ein regelrechtes Ausbeuterkartell. Wenn es nämlich in Presseberichten immer wieder heißt, der Arzt X habe die Krankenkasse Y um soundso viele tausend DM geprellt, so ist das strenggenommen falsch. Der Arzt hat nur die Mitglieder und Beitragszahler der Krankenkasse geprellt. Die Krankenkasse selbst wird kaum geschädigt, denn die Beiträge der Mitglieder sind für sie nur durchlaufende Posten, die sie mehr schlecht als recht an die Anbieter weiterleitet.

Daher haben die Kassen an einem Ende der Betrügereien im Gesundheitswesen nur mäßiges Interesse. Schließlich ist das von den Anbietern ergaunerte Geld ja nicht ihr eigenes. Bei knappen Mitteln werden nicht etwa der Verwaltungsaufwand oder die üppigen Gehälter der Funktionäre gestutzt, sondern die Beitragssätze hochgesetzt. Das Ansehen und das Gehalt eines Kassenfunktionärs sind nämlich um so höher, je mehr und nicht je weniger Geld er an die Anbieter ausschüttet, je mehr und nicht je weniger Beiträge er einnimmt und verwalten darf, so daß die Frage, ob das ganze Geld auch wirklich sinnvoll ausgegeben wird, einen deutschen Kassenfunktionär in der Regel überhaupt nicht interessiert. Nur in den allerseltensten Fällen z. B. gehen Anzeigen wegen Abrechnungsschwindel oder Rezeptbetrug von den Krankenkassen aus (rachsüchtige Sprechstundenhilfen sind weit häufiger), und selbst notorische Betrüger werden zuweilen noch gedeckt (wenn man Presseberichten glauben darf, wonach vor allem die Ersatzkassen sich mit Abrechnungsschwindlern gern außergerichtlich einigen).

Eine deutsche Krankenkasse ist vor allem an hohen Einnahmen interessiert, an möglichst vielen und möglichst einkommensstarken Mitgliedern und an sonst wenig auf der Welt. Und um diese potenten Mitglieder einzufangen, überschlägt man sich nur allzuoft vor Kulanz und Großzügigkeit. »Mindestens zwei Fälle kann ich belegen«, schreibt ein Augenarzt im *Deutschen Ärzteblatt*, »bei denen die Krankenkassen Kosten für Kontaktlinsen ohne medizinische Indikation als ›beruflich indiziert‹ übernommen haben, obwohl diese berufliche Indikation in den Heil- und Hilfsmittelrichtlinien längst gestrichen ist.« Oder es kämen »regelmäßig Patienten aller Kassen mit dem Verlangen nach getönten oder Sonnenbrillen. Die Kasse hätte gesagt, der Doktor müsse das nur aufs Rezept schreiben.« Krankenkassen zahlen heute Bauchtanzkurse, Reitstunden oder Badereisen, Pilgerfahrten nach Lourdes oder medizinisch nicht indizierte Modebrillen, und zwar nicht, weil sie müssen, sondern weil sie wollen, freiwillig allein zum Zweck des Kundenfangs.

Die Krankenkassen verprassen unsere Beiträge, als hätten wir das Geld nicht hart verdient, sondern im Keller selbst gedruckt. Sie sind auch die schlechtesten Verwalter unserer Beitragsmilliarden, die man sich nur denken kann. Statt die Anbieter zu kontrollieren, zahlen sie für jeden Schrott, statt unsere Gelder sparsam zu verwenden, übertreffen sie sich in Kapriolen, diese auszugeben, statt die Beitragszahler zu vertreten, stecken sie mit Ärzten, Krankenhäusern und Dentisten gemütlich unter einer Decke. Jedes gewerbliche Unternehmen, das so wirtschaftet wie die bundesdeutschen Krankenkassen, wäre lange in Konkurs gegangen.

Die alljährlichen Krokodilstränen anläßlich der regelmäßigen Beitragserhöhungen sind genausowenig ernst zu nehmen wie die Scheingefechte mit den Anbietern um Honorare oder Pflegesätze, denn wenn alle Beitragssätze gleichermaßen steigen, bleibt die

Wettbewerbsposition jeder Einzelkasse unverändert – nur hat jede einzelne, da die Versicherten wie Galeerensklaven aus dem System als Ganzem nicht entweichen können, ein größeres Budget. Wie sonst ist etwa zu erklären, daß eine Offerte der Firma Media-dent aus Hamburg, Brücken und Kronen zehn Prozent billiger als die Konkurrenz, dafür aber mit fünfjähriger Garantie zu liefern, bei kaum einer Krankenkasse auf Gegenliebe stieß? Wie man dazu im *Spiegel* lesen konnte, wollten sich die Kassen »den Burgfrieden mit den Zahnärzten nicht verderben« (vor deren Negativpropaganda eine Krankenkasse sich fürchtet wie der Teufel vor dem Weihwasser) und zahlten deshalb weiter alle zwei Jahre eine Krone, Brücke und Prothese und all den anderen sagenhaften Murks, den deutsche Zahnärzte ihren Kunden heute unkontrolliert zumuten dürfen.

Oder wem nützen die millionenschweren Werbeetats und die Reisen der Funktionäre nach Acapulco oder Tokio, von denen man immer wieder in der Presse liest? Warum müssen Krankenkassen ihre Büros in den teuersten Lauflagen der Innenstädte haben, mit Möbeln, etwa im Godesberger Hauptquartier der AOK, wie es sie selbst in der Zentrale der Deutschen Bank nicht luxuriöser gibt und mit Verwaltungskosten von inzwischen jährlich mehr als acht Milliarden Mark? All das ist mit der Rolle eines treuen Sachwalters der Kundengelder kaum unter einen Hut zu bringen und zeigt nur allzu deutlich, daß Menschen mit nicht selbst verdientem Geld nicht umgehen können und daß wir uns auch auf die Krankenkassen nicht verlassen dürfen.

Simulanten und Blaumacher

Genausowenig können wir uns auf uns selbst verlassen. Unser Wahnsinnssystem korrumpiert nämlich nicht nur die Anbieter und ihre Mittelsmänner, sondern immer stärker auch die Beitragszahler selbst. Gegen immer mehr Patienten laufen heute etwa Verfahren wegen Komplizenschaft bei Rezeptbetrug: Man läßt sich von willfährigen Ärzten teure Medikamente gegen imaginäre Krankheiten verschreiben, dann löst man das Rezept mit Hilfe eines befreundeten Apothekers bei der ahnungslosen bzw. desinteressierten Krankenkasse gegen Bargeld ein. Oder man empfängt andere Leistungen als die vom Arzt verschriebenen, wie etwa die beliebten Sonnenbäder und Sauna an Stelle der ärztlich verordneten Massagen. »Patienten lassen sich vom Arzt sechs Massagen verschreiben, handeln aber mit dem Masseur aus, daß sie sich statt dessen auf die Sonnenbank legen oder in der Sauna schwitzen dürfen«, gibt ein Verbandsfunktionär ganz offen zu. Oder man läßt sich statt der verordneten Kassenbrille eine modische Sonnenbrille geben. Oder man reicht nach einer Auslandsreise eine getürkte Rechnung ein. Oder man nützt eine der tausend anderen Möglichkeiten aus, die Solidargemeinschaft auszubeuten, von denen es an allen Ecken und Enden unseres Gesundheitswesens nur so wimmelt.

Vor allem der Betrug mit ausländischen Arztrechnungen war lange Jahre ebenso lukrativ wie idiotensicher. »In Bangkok und Manila winken Händler schon auf dem Flughafen mit Blanko-Arztrechnungen«, schreibt der *Stern*. Der Versicherte trägt einen beliebigen Betrag in das Blankoformular ein – nicht allzu hoch, sonst könnte die Versicherung vielleicht auf die Idee kommen nachzuforschen – und läßt sich die Quittung vom Verkäufer in der Landessprache ausfüllen. Für die rund 300 Mark teure Blankorechnung bekommt der Versicherte dann zu Hause das Zehnfache zurück. »In Ländern wie Thailand, Sri Lanka oder Indien ist es für uns kaum nachzuprüfen, ob eine Behandlung tatsächlich durchgeführt wurde«, kommentieren private Krankenversicherer diese Lawine der Kleinkriminalität; man will gewissen »Patienten« sogar Privatdetektive nachschicken.

Privatdetektive müßten vielen Patienten eigentlich auch hierzulande folgen. Der Arzt Paul Mössinger hat z. B. einmal einen Monat alle ausgestellten Rezepte registriert. »Ich habe in dieser Zeit 1677 Medikamente verordnet«, berichtet er. »672 Medikamente waren Verordnungen, die ich aufgrund eigener Überlegungen getroffen hatte. 1005 Medikamente habe ich auf Wunsch der Patienten aufgeschrieben. Von diesen 1005 Patientenwünschen waren 291 gerechtfertigt [...] Die übrigen 714 Medikamente aus dieser Wunschliste hätte ich nie verordnet, wäre ich in meinen Entscheidungen frei und nicht als Kassenarzt durch das unnatürliche System der Gesetzlichen Krankenversicherung dem Anspruchsdenken ausgesetzt gewesen [...] Das Geld für diese Mittel ist unnötig ausgegeben worden [...]«.

Solche »unnötigen Ausgaben« verursachen Patienten, solange es sie nichts kostet, immer häufiger. »Nicht unerheblich sind auch andere Verordnungswünsche, etwa nach Bädern und Massagen«, klagt Mössinger. »Es ist nicht selten, daß jemand kommt, seinen Krankenschein abgibt und fragt: ›Kann ich nicht mal wieder Bäder und Massagen haben?‹« So halten z. B. Krankengymnasten 90 Prozent aller bei Schmerzzuständen am Haltungs- und Bewegungsapparat verordneten Massagen für medizinisch völlig überflüssig. »Kommt ein Patient aufgrund jahrelanger Fehlhaltung mit verspannter Muskulatur zum Arzt, dann nutzt es überhaupt nichts, diesen verspannten und schmerzenden Muskel zu massieren«, behauptet ein Verbandsfunktionär. »Der Arzt sollte hier keine Massage verordnen.«

Trotzdem tut er es – nicht weil es medizinisch sinnvoll wäre, sondern weil der Patient es will. Massagen sind ein Konsumgut, wie Sauna oder Sonnenbank, und ein Konsumgut, das nichts kostet, nimmt natürlich jeder gern mit. Vor allem deshalb z. B. fahren Deutsche auch länger und öfter zur Kur als jedes andere Volk der Welt – nicht weil wir die Kuren wirklich brauchen, sondern weil sie uns scheinbar nichts oder nur wenig kosten. Kuren, so der Tübinger Medizinprofessor Laberke, werden »nicht selten als soziale Selbstbedienungseinrichtungen mißverstanden, beansprucht und angeboten«, und nachdem das Bundessozialgericht mittlerweile auch Alkoholismus als Krankheit anerkannt hat, findet man auch immer einen Grund. Für die meisten der jährlich zwischen fünf und sechs Millionen Bundesbürger, die einen der 255 anerkannten deutschen Kurorte aufsuchen, ist das weniger ein medizinisch notwendiges Heil- oder Rehabilitationsverfahren als eher ein billiger Urlaub auf Kosten der Solidargemeinschaft und der Krankenkasse.

»Moral hazard«

Gesundheitsgüter wie Kuren und Massagen, aber auch viele Heil- und Hilfsmittel wie Hörgeräte, Brillen oder gewisse Medikamente, die auch als »normales« Konsumgut dienen und bei denen der Konsumaspekt den medizinischen Charakter zuweilen regelrecht erdrückt (wie etwa bei Beruhigungspillen oder Aspirin, die viele Menschen schlucken wie andere Bonbons oder Kaugummi), geht die Nachfrage bei kostenlosem oder verbilligtem Angebot immer über den Rahmen des Notwendigen hinaus – ein Verhalten, das in den Sozialwissenschaften als »moral hazard« bekannt ist. Eine sinngemäße Übersetzung wäre etwa »versicherungsbedingte Verhaltensänderung«. Gemeint ist damit, daß Versicherte ihr Verhalten ändern, sobald sie wissen, daß sie versichert sind.

Dieses Wissen hat nämlich Konsequenzen. Man stelle sich etwa den Boom der Gerichtskosten vor, wenn alle Bundesbürger rechtsschutzversichert wären. Genauso haben mit der Verbreitung der Feuerversicherung auch Brände und Brandstiftungen zugenommen, und nur ein hoffnungsloser Idealist kann glauben, daß ähnliche Mechanismen ausgerechnet im Gesundheitswesen nicht am Werke sind. Als etwa Mitte der 70er Jahre die Selbstbeteiligung für Zahnersatz verschwand, explodierte die Nachfrage (und nebenbei auch das Einkommen der Zahnärzte) fast auf dem Fuß – neben dem »Blüm-Bauch« 1988 das bisher eklatanteste Beispiel von Moral hazard im westdeutschen Gesundheitswesen. Die wenigsten Patienten fragen bei kostenlosem Angebot nur solche Güter nach, die medizinisch nötig sind bzw. die sie selbst oder der Arzt für medizinisch nötig halten. Schließlich sind all die guten Dinge ja umsonst, und wer da mit weniger zufrieden ist, als er haben könnte, ist selber schuld.

Volkskrankheit Absentismus

In besonderem Maße gilt das auch für das Gut »Freizeit«, denn die mit Abstand beliebteste Methode zur Ausbeutung des Systems ist immer noch das Krankfeiern ohne Grund. Nach geltendem Recht können Arbeitnehmer auch ohne Urlaub bis zu drei Tage ohne ärztliches Attest zu Hause bleiben, und eine deutlichere Aufforderung zum Mißbrauch ist wohl schwerlich vorzustellen. Denn »wer ist denn schon so blöd und renoviert seine Wohnung am Wochenende oder im Urlaub?«, wie ein Mitarbeiter der von Simulanten besonders hart geschädigten Berliner Verkehrsbetriebe dazu im *Spiegel* formuliert. Wie angestrengt auch immer progressive Sozialreformer diese Wahrheit ignorieren: Bei immer mehr Krankmeldungen muß man heute davon ausgehen (indem man die Statistiken der Fehlzeiten einmal nach Wochentagen aufschlüsselt), daß nicht Krankheit, sondern Blaumachen dahintersteckt. Wenn etwa an Freitagen nach einer Erhebung unter mehreren hundert Unternehmen in den alten Bundesländern zehnmal und an Montagen neunmal soviel Arbeitnehmer fehlen wie am Dienstag oder Mittwoch, muß man schon viel Phantasie aufbringen, um dahinter medizinische Gründe zu entdecken. Mit großer Wahrscheinlichkeit – obwohl das natürlich sehr schwer nachzuweisen ist – haben die meisten Montags- und Freitagskranken nur das Wochenende etwas ausgedehnt.

Dieser sogenannte »Absentismus« greift um sich wie ein Flächenbrand. »Viele wußten schon, wann sie demnächst wieder krank werden«, beschreibt der Hannoveraner Wirtschaftsforscher Eberhard Hamer seine Informanten. »Sie wußten nur noch nicht, welche Krankheit sie dann haben würden.« Zwar braucht man dazu bei längerem Sonderurlaub ein ärztliches Attest, aber auch das ist heute kein Problem – ein »Doc Holiday«, der den berühmten gelben Zettel unterschreibt, ist heute nicht schwerer zu finden als ein Zigarettenautomat. Sogar die Ärzte selbst geben heute zu, daß jeder deutsche Arbeitnehmer und jede deutsche Arbeitnehmerin, die dieses wünscht, ob krank oder nicht, in zehn Minuten krank geschrieben ist, wenn nicht in der eigenen Praxis, dann zehn Meter weiter bei der Konkurrenz. »Die Arbeitsunfähigkeitsbescheinigungen werden mit teils unvorstellbarer Naivität, teils aufsässiger Impertinenz gefordert«, meint ein Arzt dazu, der dann in aller Regel, wenn er den Kunden nicht verlieren will, das Gewünschte auch bescheinigen wird. Schließlich kostet ihn das ja nichts.

Deshalb schreiben deutsche Ärzte auch gern gleich wochenweise krank. Und zwar so, daß die Krankheit, ob eingebildet oder nicht, freitags um Mitternacht zu Ende ist.»Sowohl bei den Arbeitnehmern als auch bei den Ärzten selbst scheint die Ansicht verbreitet zu sein, eine Krankheit müsse am Wochenende aufhören und die Gesundheit am Montag wieder beginnen«, heißt es dazu in einer Schweizer Untersuchung. Und wenn der Doktor sich erdreisten sollte, ausnahmsweise nur einen kürzeren Sonderurlaub zu bewilligen, schreitet die Gewerkschaft ein:»Krankheit muß sich lohnen – unter einer Woche sollte da nichts laufen«, droht etwa die IG Medien.»Ein Arzt, der auch kürzere Arbeitsunfähigkeit attestiert, wird in ›RPS-Medien‹ bekannt gemacht... Kein Arbeiter geht dann noch da hin.«

Und sollte sich – was aber kaum noch vorkommt – der Arzt trotzdem weigern, bleibt immer noch die Simulation. Dafür gibt es sogar schon eigene Leitfäden wie den für 100 DM in Annoncen angebotenen»Geheimreport Simulant« oder wie die Anfang der 80er Jahre in der westdeutschen Subkultur kursierende Schrift»Wege zu Wissen und Wohlstand« mit ihren»Krankheitsbilder leicht gemacht«: Migräne, Darmgrippe, weiche Leiste oder Tennis-Ellenbogen.»Die Tips sind gut, die klappen im Normalzustand meistens«, attestiert ein niedergelassener Arzt. Auch ein Sprecher des Bundesverbandes der Ortskrankenkassen sieht»da keinerlei Möglichkeiten, die schwarzen Schafe von den weißen zu trennen – da ist wohl kaum was zu machen«.

Eine soziale Katastrophe

Bei aller technischen Perfektion ist unser Gesundheitswesen eine einzige soziale Katastrophe. Es belohnt und züchtet Korruption und Mißwirtschaft, es bestraft und behindert systematisch jede ökonomische Vernunft. Es macht alle, die damit in Berührung kommen, mit der Zeit zu Kriminellen.

Als Anbieter kann man heute auf ehrliche Weise fast schon nicht mehr überleben. Ein Kassenarzt, der nur abrechnet, was er wirklich tut, und das, was er tut, gewissenhaft nur nach den Regeln seiner

Wissenschaft verrichtet, der keine Gefälligkeitsrezepte schreibt und Simulanten nach Hause schickt, kann nach zwei Wochen seine Praxis schließen. Und ein Arbeitnehmer, der sich nur dann krank meldet, wenn er oder sie wirklich krank ist, gilt doch fast schon als Idiot.

Das Prinzip ist nur allzu einfach: Wo ein System zur Ausbeutung einlädt, wird man auch Ausbeuter finden. Solange es Versicherungen gibt, gibt es auch Versicherungsbetrug, und solange Selbstbedienung ungestraft ermöglicht wird, so lange haben Menschen auch schon immer Selbstbedienung betrieben, im Gesundheitswesen und auch anderswo. »Das Geld liegt doch auf der Straße«, kommentiert der Bochumer Oberstaatsanwalt Johannes Hirsch die Lawine von einschlägigen Betrugsprozessen in seinem Bezirk. Manche Richter erkennen dieses Übermaß an Versuchung schon als mildernden Umstand an, und immer mehr erwischte Betrüger reden sich damit heraus, daß ihr Verhalten »sozial üblich« geworden sei. Denn wo anders auf der Welt kann man so einfach, so leicht und ohne Entdeckung zu fürchten die Solidargemeinschaft oder seine Kollegen betrügen wie im deutschen Medizinbetrieb?

Ob dabei die Quote der falsch abrechnenden Kassenärzte 5, 15 oder 50 Prozent beträgt, ob wir weniger oder mehr als die Hälfte aller verordneten Medikamente wegwerfen und ob 10, 20 oder 30 Prozent aller kranken Arbeitnehmer Simulanten sind – die Zahlen sind dabei noch nicht einmal so wichtig. Wichtig ist allein, daß dieses System nur funktionieren kann, wenn Gewinn und Eigennutz als Motive menschlichen Verhaltens eines Tages einmal ausgestorben sind. Mit anderen Worten, niemals. Sachleistungssystem und Einzelleistungsvergütung etwa können nur unter Heiligen funktionieren, aber nicht auf dieser Erde; die kostenlose Abgabe von Gütern aller Art, von Kinokarten bis Kartoffeln, hat seit Adam und Eva zu überhöhter Nachfrage geführt; die Übernahme aller Kosten im Krankenhaus ist das beste Mittel, ebendiese Kosten aufzublähen, und das freigebige Honorieren von Krankfeiern ist eine einzige Einladung, dann auch wirklich krank zu feiern.

Korruption und Mißwirtschaft sind also in unser Gesundheitswesen per Konstruktion mit eingebaut und gehen vermutlich kaum über das hinaus, was wir auch in der Bauwirtschaft oder an unseren

Schulen erleben würden, wenn es dort die gleichen sinnwidrigen Anreize und Sanktionen gäbe. Man stelle sich z. B. vor, in Kfz-Werkstätten herrschte wie in unserer ambulanten kassenärztlichen Versorgung das Sachleistungssystem: Alle Autos wären zwangsweise vollkaskoversichert, und bei einer Reparatur würde kein Kfz-Besitzer jemals eine Rechnung sehen. Diese ginge vielmehr völlig hinter seinem Rücken an seine Versicherung, ohne daß der Besitzer des Autos erführe, was draufsteht...

Ehe der Versicherte dreimal »Prämie« gesagt hat, müßte diese schon verdoppelt werden. Und könnten Autohändler ihren Kunden gar die Autos kostenlos »verschreiben« (zu Lasten einer »Autokasse« etwa, an die alle Arbeitnehmer, ob sie wollen oder nicht, ein Zehntel ihres Einkommens entrichten müßten) – keine Frage, daß sich dann VW und Opel, BMW und Daimler gegenseitig überbieten würden, die Autohändler zu bestechen.

Oder man stelle sich vor, unsere Schulen und Universitäten ließen sich ihren Aufwand über »Pflegesätze« für jeden Schüler und Schultag von den Kultusbehörden nachträglich erstatten und jeder, der wollte und die nötigen Papiere hätte, könnte eine Lehranstalt mit Erstattungsanspruch gründen. Ehe auch nur das erste Schuljahr bzw. Semester vergangen wäre, hätten wir in unserem Bildungswesen das gleiche Chaos wie in unseren Krankenhäusern: fürstliche Gehälter für die Rektoren und Präsidenten, Schulbücher mit Goldschnitt, ein Sprachlabor für jede Vorschulklasse.

Wenn es angesichts all dieser perversen Anreize stimmt, wie in der *Ärzte-Zeitung* nachzulesen, daß 30 Prozent aller Kassenärzte falsch abrechnen, dann muß man sich sogar noch wundern, daß 70 Prozent aller Kassenärzte ehrlich sind. Und wenn trotz aller Versuchungen nur die Hälfte aller deutschen Arbeitnehmer zuweilen ihren blauen Montag nehmen, so spricht das von ungewöhnlicher Charakterstärke. Wie man nicht oft genug betonen kann: Ein System wie die deutsche Krankenversicherung kann nur unter Heiligen gedeihen, aber diese Wahrheit ist unseren Sozialschustern im Bundestag wohl niemals zu vermitteln.

Die Hauptschuld für Korruption und Mißwirtschaft im deutschen Medizinbetrieb liegt also nicht bei den Menschen, sondern beim System; nicht die Ärzte und Patienten sind korrupt, sondern die Reichsversicherungsordnung (inzwischen durch das Sozialgesetzbuch abgelöst). Die eigentlichen Schurken dieses Trauerspiels sind nicht die Krankenhausverwalter, Dentisten oder Apotheker, die auf die zahlreichen perversen Anreize in unserem Gesundheitswesen nur allzu menschlich reagieren – die eigentlichen Schurken sind die Architekten dieses sozialen Mißgebildes. Würden die Verantwortlichen für soziale Fehlkonstruktionen nach den gleichen Kriterien zur Rechenschaft gezogen wie die Architekten von Häusern aus Stein, die hinterher zusammenbrechen, so müßte heute die Hälfte aller KV-Vorsitzenden, Krankenkassenfunktionäre und Sozialminister Deutschlands hinter Gittern sitzen.

6. Geschlossene Gesellschaft

*»Es mag durchaus nötig sein, einen Mann zu hängen oder ein Haus abzu-
reißen, aber wir achten sehr darauf, nicht den Henker oder den Abrißunter-
nehmer über die Notwendigkeit dazu befinden zu lassen.«*
George Bernard Shaw, Vorrede zu The Doctor's Dilemma

Vor 200 Jahren wurden im Königreich Preußen die Zünfte aufgelöst.
Heute führen wir die Zünfte wieder ein. Unter verschiedenen Ver-
kleidungen finden wir sie an allen Ecken und Enden unserer Gesellschaft: Börsenhändler, Hochschullehrer, Wirtschaftsprüfer, Friseure,
Taxifahrer, Eisverkäufer – keiner kann genug Lizenzen und Diplome
fordern, um den Markt zu »regeln« und die Konkurrenz zu drücken.

Nirgendwo jedoch gedeihen moderne Zünfte so üppig wie in unserem Gesundheitswesen. Ob Kassenärztliche Bundesvereinigung
oder Bundesverband der Deutschen Zahnärzte, ob Arbeitsgemeinschaft Deutscher Apothekerkammern, Verband deutscher Heilpraktiker, Bundesverband der Pharmaberater Deutschland e. V., Deutscher Verband für Physiotherapie, Verband Deutscher Zahntechni-
ker-Innungen, Bund der Selbständigen Masseure e. V. oder
Zentralverband der Fußpfleger Deutschlands, im Grunde sind alle
diese Vereine und Verbände nichts anderes als eine mittelalterliche
Zunft.

»Grundgedanke der Zunft war die Idee der ausreichenden und gesicherten Einkünfte, des verbürgten standesmäßigen Einkommens
für alle Vollmeister, ein scharf ausgeprägter Protektionismus gegenüber den Unsicherheiten des Marktes«, schreibt Wolfgang Zorn im
Handwörterbuch der Sozialwissenschaften, und dieses Ziel des
»verbürgten standesmäßigen Einkommens für alle Vollmeister«
steht auch heute noch im Mittelpunkt. Ganz gleich, welche »offiziellen« Ziele diese modernen Zünfte auch immer verfolgen mögen
(wie die Überwachung von Regeln, die es in jedem Gemeinwesen
geben muß, oder die Sicherung des Angebots und seiner Qualität),
davon sollte sich niemand täuschen lassen. Diese Sekundärfunktio-

nen dienen vor allem der Verschleierung der wahren Politik, die letztendlich immer auf ein »standesmäßiges Einkommen« für die etablierten »Zunftmeister« hinausläuft.

Und dieses »standesmäßige Einkommen« läßt sich am besten dadurch sichern, daß man Konkurrenz verhindert.

Patientenwohl als Alibi

Neben den Motiven und Methoden (Barrieren bei Berufszugang und Markteintritt) ist auch die Tarnung der Motive quer durch alle Professionen gleich: Ob Ärzte oder Zahnärzte, Fußpfleger oder Krankengymnasten, die Verpackung aller Argumente ist stets dieselbe, nämlich das Patientenwohl. Wenn etwa die deutschen Augenoptiker gegen Billigläden prozessieren, dann nicht, um ihr einträgliches Anbietermonopol mit Aufschlägen bis zu 300 Prozent auf den Einkaufspreis zu sichern, sondern um die »flächendeckende Versorgung« nicht zu gefährden und ihre Kunden »vor den Folgeschäden falscher Brillen zu schützen«. Wenn der »Berufsverband der Deutschen Rettungssanitäter« für seinen Nachwuchs ein Ausbildungs-Verschärfungsgesetz erarbeitet, so nicht, um zu verhindern, daß zuviel Nachwuchs auf Löhne und Gehälter drückt, sondern allein im Interesse »einer effizienteren Versorgung der Patienten«. Wenn die »Bundesarbeitsgemeinschaft Hauskrankenpflege e. V.« zusammen mit den Krankenkassen die Ausgrenzung von Preisbrechern betreibt, so nicht, um die eigenen Preise hochzuhalten, sondern um »die Einhaltung notwendiger Qualitätsstandards zu garantieren«. Wenn der deutsche »Zentralverband der Krankengymnasten« mindestens drei Ausbildungsjahre für alle Anfänger fordert, so nicht, um etablierte Krankengymnasten vor Konkurrenz zu schützen, sondern allein »im Interesse der krankengymnastisch zu betreuenden Patienten«. Wenn die deutschen Orthopädie-Techniker-Innungen die Begrenzung der Anbieter »ausschließlich auf dazu geeignete Fachbetriebe« fordern, so nicht, um diesen Fachbetrieben Kunden zu erhalten, sondern ausschließlich im »Interesse der Patientenversorgung«. Wenn die deutschen Rettungsdienste (der Arbeiter-Samariter-Bund, das Deutsche Rote Kreuz, die Johanniter-Unfall-Hilfe, der Malteser Hilfsdienst und der Deutsche Feuerwehr-Verband), die einen großen Teil ihrer Einnahmen durch äußerst lukrative Krankentransporte erwirtschaften, auf eine Änderung des Personenbeförderungsgesetzes drängen, so nicht, um ihren Umsatz abzusichern, sondern aus Sorge, privaten Rettungsdiensten könnte es an »Sachkunde und Zuverlässigkeit« ermangeln.

Dieser Abwehrreflex vor Nachwuchs und Konkurrenz ist kein Spezifikum des Medizinbetriebs. Wenn etwa der »Ring deutscher Makler« eine Lizenz für das Vermitteln von Wohnungen fordert, so natürlich nicht, um seine lukrativen Provisionen abzusichern, sondern allein für einen »wirkungsvollen Verbraucherschutz«. Und wenn deutsche Personalberater den Berufszugang besser regeln (im Klartext: einschränken) und ihre Berufsbezeichnung schützen lassen wollen, so natürlich nicht, um den großen Consulting-Kuchen auf weniger Kollegen aufzuteilen, sondern allein wegen einer »gesicherten rechtlichen Basis« und »zur Lösung qualitativer Probleme des Berufszugangs«. Ob Friseure, Tischler, Rechtsanwälte (die, wenn auch vergeblich, die Juristenschwemme mit dezenten Hinweisen auf die kostspielige Verstopfung unserer Justiz zu bremsen suchen), ob Schornsteinfeger, Maurer oder Taxifahrer: die ewige Angst, daß man ihnen die »Honorarsuppe verdünne« (so das Ärztemagazin *Status* einmal in seltener Einsicht und Ironie), vereint und entzweit alle Anbieter in allen Wirtschaftszweigen unserer Gesellschaft gleichermaßen.

Die Sonderrolle der niedergelassenen Ärzte

Bei keiner Anbietergruppe ist diese Angst vor der »Verdünnung der Honorarsuppe« aber so zum Hauptmotiv der ganzen Standespolitik geworden wie bei unserer niedergelassenen Ärzteschaft. »Ich werde die Lehren der Medizin nur meinen Söhnen, den Söhnen meiner Lehrer und rechtmäßig eingeschriebenen Studenten weitergeben, und niemandem sonst« gelobten z. B. griechische Ärzte schon 400 Jahre vor Christus in einem heute gern vergessenen Teil des Eides des Hippokrates, und dieser Numerus clausus hat sich durch alle Zeiten und Kontinente bis heute fortgesetzt. Von den Perserkriegen bis zur Gegenwart, von dem hippokratischen Gelöbnis, die Lehren der Medizin nur »rechtmäßig eingeschriebenen Studenten« zu vermitteln, bis zur Forderung des *Bayerischen Ärzteblatts* aus der Zeit nach dem 2. Weltkrieg, »daß für eine Reihe von Jahren jeglicher Zugang zum Medizinstudium konzessionslos gesperrrt wird«, zieht sich diese Konkurrenzphobie wie ein roter Faden durch die gesamte Geschichte der Medizin. Noch nirgendwo und niemals haben etablierte Mediziner neue Kollegen offenen Armes aufgenommen; man macht ihnen im Gegenteil das Leben so schwer wie möglich.

Allein die Barrieren bzw. Flaschenhälse wechseln. Mal findet man sie am Beginn, mal während, mal am Schluß der Ausbildung, mal vor der Niederlassung, mal danach, oft auch an vielen Stellen simultan. Ob Zwang, ob Drohung oder Überredung, ob Warnung vor dem Studium, ob Numerus clausus oder ob Schikanen bei der Niederlassung, um Methoden sind die eingesessenen Ärzte dabei nie verlegen. So begrenzten etwa die mittelalterlichen Zunftordnungen die Zahl der Lehrlinge und Gesellen, die ein Arzt ausbilden durfte, oder sahen vor, daß eine Geselle vor dem Eintritt in den Kreis der Meister zunächst die Witwe seines Vorgängers zu ehelichen habe. »Wo ein Ort oder eine Gegend mit geschickten, tätigen und Zutrauen genießenden Ärzten hinlänglich versehen ist, soll zu deren Nachteil kein neuer Arzt ohne alles Bedürfnis hinzugefügt werden«, bestimmte Anfang des 19. Jahrhunderts der König von Hannover, und so durchzieht der Kampf gegen Nachwuchs und Konkurrenz die Politik der Ärzte, seit es Ärzte gibt.

Und natürlich bleiben auch hier die wahren Motive immer ungenannt. Die rituellen Warnungen vor dem Arztberuf z. B., die zu deutschen Ärztetagen seit jeher dazugehören wie die Wurst zum Butterbrot, sollen natürlich nicht die Studentenzahlen drücken, sondern nur die unwissende Jugend vor folgenschweren Berufsirrwegen schützen. »Möge daher ein jeder die Universität Beziehende erwägen«, mahnt etwa der Kölner Ärztetag von 1903, nachdem er »die wirtschaftliche Nothlage vieler Ärzte Deutschlands« in düstersten Farben geschildert hatte, »daß der Arzt in Zukunft manches Jahr verbringen muß, ehe er den für seinen Lebensunterhalt nötigen Verdienst sich erringen kann«. Nach dem Zweiten Weltkrieg, als der Boom der Einkommen schon abzusehen war, wurde künftigen Ärzten bitterste Not vorhergesagt, und noch 1977, zur Hoch-Zeit der ärztlichen Einkommensexplosion, sahen sich Standespolitiker genötigt, »die Schüler rechtzeitig vor dem Abitur über ihre wesentlich schlechter werdenden Berufschancen im ärztlichen Beruf zu informieren, um sie vor Enttäuschungen zu bewahren«.

Nichts als Gemeinsinn steht vermutlich auch hinter der immer offeneren Warnung, ein Übermaß an Konkurrenz könnte die Moral verderben. Denn das »ärztliche Verantwortungsbewußtsein ist keine statische Größe«, kann man dazu in der Standespresse lesen. »Es ist permanenten Angriffen und Versuchungen ausgesetzt«, und da »zur Abwehrkraft gegen solche Versuchungen [...] auch ein einigermaßen sicherer wirtschaftlicher Hintergrund« gehört, hätte die Gesellschaft schon im eigenen Interesse für diesen Hintergrund zu sorgen. »Arbeitslosigkeit wie auch ein allgemeines Absinken der wirtschaftlichen Bedingungen innerhalb des Berufes können im Krankenhaus und möglicherweise mehr noch in der ambulanten ärztlichen Versorgung Folgen haben, deren Ausmaß zur Zeit kaum bedacht wird. Der Drang zu einer ethisch enthemmten technischen Medizin wie auch zu sogenannten alternativen oder betont nicht schulmedizinischen Verfahren, zum Außenseitertum, zum medizinischen Mystizismus bis zur Scharlatanerie hat neben vielen anderen auch ökonomische Wurzeln. Es wäre allzu blauäugig, wollte man dies leugnen.«

Der Präsident der Bundesärztekammer wird sogar noch deutlicher. Bei sinkendem Einkommen könnten »existenzsorgende Ärzte in die Versuchung geraten, ihren Beruf am Rande der Legalität auszuüben«. »Die Berufskriminalität unter Ärzten wird ansteigen, wir befinden uns bereits am Beginn der Phase«, meint auch der Präsident der Ärztekammer Niedersachsen, denn »Konkurrenzdruck fördert Fehlverhalten von labilen Kollegen«.

Und noch mal das Patientenwohl

Der wichtigste Alibiesel vor dem Karren ärztlicher Standesinteressen ist aber auch hier wie immer das Patientenwohl. Schon in den »Constitutiones Regni Sicilii« Kaiser Friedrichs II., einem der ersten abendländischen Dokumente zur Reglementierung des Medizinbetriebs aus dem Jahre 1241, tritt dieses Thema auf. Nach zahlreichen Vorschriften über Art und Dauer des Medizinstudiums und dem Verbot des Praktizierens ohne Lizenz durch eine ärztliche Standeskommission, bei Kerkerstrafe und Verlust des Vermögens, heißt es hier: »Der Zweck dieses Gesetzes soll sein, die Untertanen unseres Königreiches vor unfähigen Ärzten zu schützen.«

An dieser Begründung hat sich bis heute nichts geändert. Bei mehr als 100 000 Medizinstudenten z. B. sei es »einfach unmöglich, eine qualifizierte und praxisnahe Ausbildung zu gewährleisten«, schreibt das *Deutsche Ärzteblatt*. Durch die massive Zunahme der Studentenzahlen wären »die räumlichen und personellen Kapazitäten der Universität in unvertretbarer Weise überlastet«, die Motivation der Lehrenden und Lernenden würde »entscheidend gemindert«, die Relation zwischen Studenten und Lehrpersonen müsse wieder in ein »vertretbares Verhältnis« gebracht werden.

Nach dem Studium strömten diese schlecht ausgebildeten Mediziner, »die im Do-it-yourself-Verfahren ohne Anleitung und Aufsicht an den Patienten das erst noch lernen sollen, was zur Voraussetzung der verantwortlichen Tätigkeit der Allgemeinärzte gehört«, dann auch noch mangels Weiterbildungsplätzen im Krankenhaus in Massen in die freie Praxis, wo sie eine einzige Gefahr für die Gesundheit der Patienten seien. Hätten etwa Ärzte früher vor der Niederlassung durchschnittlich neun Jahre am Krankenhaus verbracht, so sei diese Zeitspanne schon Ende der 70er Jahre auf fünf Jahre geschrumpft und drohe immer weiter zu schrumpfen. »Diese für die Kranken fatale Entwicklung läßt sich nur dadurch aufhalten«, schreibt die *Frankfurter Allgemeine Zeitung*, »daß alle Allgemeinmediziner zur Weiterbildung verpflichtet (sprich: mangels Weiterbildungsplätzen vom Markt ferngehalten) werden.«

Vorgeschobene und wahre Argumente

All diese Argumente sind sowohl geheuchelt als auch sachlich falsch. Nicht immer liegen dabei wahre und vorgeschobene Motive so offen auseinander wie bei der Klage deutscher Bestattungsunternehmer gegen den Billiganbieter »Berolina-Sarg-Discount«, die sich allein aus »Pietät« und aus Sorge um die guten Sitten gegen dessen »marktschreierische Werbung« quasi gezwungen sahen, einzuschreiten. Seltsamerweise sind es nämlich immer die Anbieter, nie die Nachfrager selbst, die den Staat zum Schutz der Nachfrager zu Hilfe rufen, und allein schon dieser Umstand sollte doch zu denken geben. Es sind nie die Taxigäste, sondern die Taxifahrer, die zum Schutz des Publikums Lizenzen wollen. Nicht die trauernden Angehörigen, die für den Sarg des verstorbenen Großvaters nur die Hälfte zahlen, sondern der Berufsverband der deutschen Bestattungsunternehmer hat Angst vor Pietätlosigkeit und Marktgeschrei. Und genauso hat kein einziger fußkranker Bundesbürger jemals ein Berufsgesetz für Fußpfleger gefordert, um sich vor unsachgemäßer Behandlung zu schützen. Es sind immer die Anbieter selbst, von denen solche Initiativen ausgehen, und damit ist auch klar, wen diese Schutzmaßnahmen wirklich schützen. Selten das allgemeine Publikum (wenn ja, dann nur als unbeabsichtigtes Nebenprodukt), immer aber die, von denen solche Forderungen ausgehen. »Die offizielle Rechtfertigung ist immer die gleiche«, schreibt Wirtschafts-Nobelpreisträger Milton Friedman, ein langjähriger Feind von Lizenzen und Kontrollen dieser Art, »nämlich den Konsumenten zu schützen. Die wahren Motive werden aber durch die Lobbys deutlich, die in den gesetzgebenden Körperschaften für Zulassungsbeschränkungen aller Art kämpfen. Diese Lobbyisten sind unweigerlich Vertreter der jeweiligen Anbietergruppe und nie deren mögliche Kunden. Natürlich wissen Klempner besser als sonstjemand, wovor ihre Kunden zu schützen sind. Trotzdem fällt es nicht leicht, nur altruistische Motive in den Bestrebungen dieser Berufsgruppen zu entdecken, zu bestimmen, wer Klempner sein darf und wer nicht.«

Warum z. B. werden Zugangsschranken, gleich welcher Art, nie von solchen Ärzten gefordert, die darunter materiell zu leiden hätten? So sähe zum Beispiel der Marburger Bund als der Vertreter der Krankenhausärzte die Barrieren vor der freien Praxis genauso gern weggeräumt, wie die bereits niedergelassenen Ärzte diese noch erhöhen möchten, hat aber keinerlei Bedenken gegen eine Verlängerung des Medizinstudiums. Bezüglich dieser Barriere verläuft die ethische Wasserscheide entlang der Approbation: Vorher ist man dagegen, hinterher dafür. Und auch bei der Zulassung zur freien Praxis wechselt man die Meinung wie das Hemd. Noch 1975, auf dem Ärztetag in Hamburg, erschien es z. B. standespolitisch opportun, zu fordern, daß frisch approbierte Ärzte zwei Jahre lang eine Landarztpraxis versorgen müßten, bevor sie eine Weiterbildung im Krankenhaus beginnen dürften – die gleichen Ärzte, vor denen man heute das Publikum glaubt retten zu müssen.

Oder warum fordern etablierte Mediziner Qualitätskontrollen immer nur bei Neuzugängen, niemals aber bei sich selbst? Zwar wird in deutschen Ärztekreisen viel von Fortbildung gesprochen, und es fehlt auch nicht an Angeboten, aber man wird vergebens nach Forderungen suchen, daß die Öffentlichkeit vor unfähigen, aber bereits praktizierenden Ärzten zu schützen sei.

Wie viele es davon gibt, sei hier dahingestellt. Ob ein, fünf oder zehn Prozent: Unfähige Fachvertreter gibt es in der Medizin genau wie in jedem anderen Beruf. Wer aber schützt uns vor ärztlichen Veteranen, die heute noch die Medizin von 1950 praktizieren? Wo bleiben Forderungen nach Rückgabe der Kassenzulassung bei offensichtlicher Senilität? Warum kennen niedergelassene Ärzte keine regelmäßigen Kontrollen der Berufstauglichkeit vergleichbar der periodischen Erneuerung der Lizenz bei Flugzeugpiloten? Das alles läge durchaus im Interesse der Patienten und müßte – wäre deren Gesundheit wirklich das erste Anliegen der niedergelassenen Ärzteschaft – daher von dieser auch betrieben werden.

Sie tut es aber nicht. In Deutschland, wie auch in der Schweiz und Österreich, können Katastrophenmediziner ungehindert weiter praktizieren, solange sie wollen. »Während bei jedem mittleren Verkehrsunfall versucht wird, den gesamten Hergang zu rekonstruieren und die Schuldfrage zu klären«, bemerkt dazu sehr richtig Sigmund Graff, »hält man es allgemein für überflüssig, den Ablauf überraschend zu Tode oder zu irreparablen Schäden führender Heilbehandlungen unter die Lupe zu nehmen. Wer mißt die Bremsspuren eines Arztes [...] nach? Was geschieht, wenn seine ›Unfallkurve‹ in erschreckender Weise ansteigt, und wer registriert diese überhaupt? Führen die Gesundheitsämter eine Statistik, aus der man, ähnlich wie beim Kauf eines Grundstücks, die ›Belastung‹ der zur Wahl stehenden approbierten Helfer nachlesen könnte? Wo ist die Heilsünderkartei, bei der ein Gericht Auskunft einzuholen vermöchte? Wer zieht den mörderischen Medizinmann erforderlichenfalls aus dem Verkehr?«

Niemand, wenn es nach den Ärzten geht.

Ein einsamer Leserbriefschreiber – Facharzt für Unfallchirurgie – hat einmal im *Deutschen Ärzteblatt* einen TÜV für Ärzte gefordert. »Ich kann aber aus meinen Erfahrungen in dem begrenzten Gebiet der Unfallchirurgie beobachten«, schreibt er, »daß die Qualität der Arbeit derjenigen Kollegen, die dem Kontrollverfahren der Arbeitsgemeinschaft für Osteosynthesefragen angeschlossen sind, durch eine erstaunliche Qualität in den Ergebnissen der Patientenbehandlung hervorstechen. Genauso nützlich ist zum Beispiel im Kassenarztrecht die Qualitätskontrolle der Röntgenuntersuchungen. Ich glaube sehr wohl, daß die fachliche Überprüfung des ärztlichen Handelns nicht zum Schaden des Patienten ist.«

Da kann der potentielle Patient nur zustimmen. Aber dieser Leserbrief steht allein auf weiter Flur. Mit der Pflicht zur Weiterbildung sind niedergelassene Ärzte schnell bei der Hand – Weiterbildung trifft den Nachwuchs vor der Tür. Sie kann nicht lang und schwer genug sein (immer zum Wohl der Patienten, versteht sich). Fortbildung dagegen betrifft die Ärzte in der freien Praxis selbst. Hier ist der Enthusiasmus schon viel geringer, obwohl viele niedergelassene Ärzte eine Fortbildung dringend nötig hätten.

Aber zur Zeit kann noch niemand niedergelassene Ärzte zu solchen Fortbildungskursen zwingen. »Wir wehren uns, den Führerschein immer neu zu machen«, protestierte etwa der Berufsverband der Frauenärzte, als die Kassenärztliche Bundesvereinigung vorsichtig anregte, die sogenannte »zytologische Diagnostik« vom Nachweis einschlägiger Fachkenntnisse abhängig zu machen. Zwar habe man nichts dagegen, die Voraussetzungen für neue Ärzte drastisch zu verschärfen, aber eine Prüfung für Ärzte, die bereits zytologisch tätig seien, käme nicht in Frage.

Das traurige Muster ist immer dasselbe: Qualität ja, aber bitte nur bei anderen. Hängt das Praxisschild erst vor der Tür, wird Qualität zur Zumutung. Als etwa das Bonner Wirtschaftsministerium einmal versuchte, den niedergelassenen Laborärzten zwecks Qualitätssicherung zwei zusätzliche sogenannte »Photometer-Ringversuche« pro Jahr zu verordnen, war die Empörung groß. Jede zusätzliche DM, die Ärzte künftig an Kosten im Labor aufbringen müßten – diese Qualitätskontrollen sind nicht billig –, verringere den äußerst knappen Spielraum, der ihnen nach der Abschöpfung von »Rationalisierungsgewinnen« noch geblieben sei, ereiferte sich die Kassenärztliche Bundesvereinigung, »Qualitätssicherung nicht überziehen!« schrieb die *Ärzte-Zeitung*, »zuviel verlangt« das *Deutsche Ärzteblatt*.

Auf einmal ist Qualitätssicherung also nicht mehr so wichtig. Auf einmal ist Qualitätssicherung »zuviel verlangt«.

Wir brauchen keine Ausländer

Auch die häufige Forderung, Ausländern das Praktizieren zu erschweren, kann mit Qualitätssicherung kaum etwas zu tun haben (es sei denn, daß Ausländer allein schon deshalb schlechtere Mediziner sind). In Österreich etwa ist Ausländern das freie Praktizieren grundsätzlich untersagt, und die wenigen ausländischen Kollegen, vor allem in den Ambulatorien der Krankenkassen, werden mit großem Argwohn angesehen. »Der Vorstand der österreichischen Ärztekammer hält diese Vorgehensweise (die Beschäftigung von Ausländern bei Krankenkassen; W.K.) nicht mehr für tragbar und fordert den Gesundheitsminister auf, im Interesse der arbeitslosen Jungärzte für die Einhaltung des Ärztegesetzes zu sorgen«, berichtet dazu die *Österreichische Ärztezeitung*.

Man beachte, wie mühelos hier das Qualitätsargument zugunsten eigener materieller Interessen geopfert wird. Immerhin läuft diese Forderung ja auf den Ersatz erfahrener, wenn auch ausländischer Mediziner durch unerprobte Neulinge hinaus.

Ungewöhnlich deutlich traten die wahren Motive hinter der Abwehr potentieller Konkurrenz auch in den 30er Jahren nach der Machtergreifung der Nazis hervor, als zahlreiche jüdische Ärzte in das nichtfaschistische Ausland flüchteten, wo sie unter dem Aspekt einer optimalen medizinischen Versorgung der Bevölkerung mehr als willkommen hätten sein müssen. In ländlichen Gegenden der USA etwa klagte man über großen Ärztemangel, und auch die Ausbildung der Emigranten war der ihrer eingesessenen Kollegen zumindest ebenbürtig, wenn nicht gar überlegen. Damals zählten die deutschen medizinischen Fakultäten noch zu den besten der Welt.

Und was geschah, nachdem der Emigrant den Boden der USA erreicht hatte? Er »sah sich einer mächtigen und wohlorganisierten Medizinerlobby gegenüber, welche fest entschlossen war, Gerichte und Gesetzgeber, das Bildungssystem, Standesorganisationen und kommunale Einrichtungen einzusetzen, um den potentiellen Konkurrenten am Praktizieren zu hindern«. Mit zum Teil abstrusen Begründungen (Nazispione, Hochstapler, kommunistische Systemveränderer) verweigerte man ihnen die Lizenz und die Mitgliedschaft in lokalen Standesorganisationen. »Zuweilen war diese Opposition gegen ausländische Mediziner als Sorge um die medizinische Ethik und die Qualität der ärztlichen Versorgung getarnt. Weitaus öfter jedoch traten Selbstschutz und ökonomische Interessen als dominierende Motive deutlich hervor«, berichtet Kathleen M. Pearle in ihrer Dokumentation Preventive Medicine: *The Refugee Physician and the New York Medical Community 1933–1945.*

Moralische Integrität versus sachliche Richtigkeit

Daß die »offiziellen« Gründe für Zugangsschranken aller Art nur vorgeschoben sind, ist also nur zu offenbar. Daneben sind sie auch noch sachlich falsch, und das wird oft von Leuten übersehen, die ansonsten die Wahrheit hinter dem Nebel taktischer Argumente durchaus zu durchschauen glauben.

Das gilt insbesondere für die seit einigen Jahren von Parteien, Gewerkschaften, Krankenkassen und auch vom Sachverständigenrat für die Konzertierte Aktion im Gesundheitswesen geäußerten Befürchtungen, unsere Gesetzliche Krankenversicherung könnte im Kielwasser der Ärzteschwemme nicht mehr finanzierbar bleiben. Denn im geltenden System verursachen mehr Ärzte auch dann mehr Kosten, wenn ihr eigenes Gesamthonorar gedeckt bleibt: Sie schreiben krank und überweisen ins Krankenhaus, sie verordnen Kuren, Medikamente, Brillen, Hörgeräte, Rollstühle, und vor dieser von niedergelassenen Ärzten veranlaßten Sekundärwelle von Drittleistungen mitsamt den induzierten Kosten, die inzwischen die unmittelbaren Kosten der ambulanten Versorgung um das Drei- bis Vierfache übersteigen, haben viele Sozialpolitiker große Angst.

»Ärzteschwemme verhindert Kostendämpfung«, verkündet der langjährige Präsident des Bundessozialgerichtes, Georg Wannagat, »Neue Risiken für die Beitragssatzstabilität in der Krankenversicherung« sieht das *Handelsblatt*, »Kostenexplosion durch immer mehr Kassenärzte« der *Kölner Stadt-Anzeiger*. In fast allen Parteien, bei vielen Gesundheitsökonomen und in immer mehr Krankenkassen wächst so die Bereitschaft, den Ärzten bei der Abschottung ihres Marktes zu helfen und sogar das berühmte Urteil des Bundesverfassungsgerichts von 1960, wonach jeder approbierte Arzte sich in der freien Praxis niederlassen darf, auf die eine oder andere Weise auszuhebeln. Denn die Hauptschlagader des deutschen Gesundheitswesens führt unter den geltenden Gesetzen nun einmal durch die Praxen der niedergelassenen Ärzte, und je mehr es davon gibt, desto hektischer pulsiert auch das System.

Wer aber sagt, daß der Gesetzesrahmen, der dieses hektische Pulsieren möglich macht, sich niemals ändern darf? Wo steht geschrieben, daß der vom Sachverständigenrat befürchtete »kontraproduktive Wettbewerb mit Gefälligkeitsleistungen« auf ewig zu Lasten der Krankenkassen gehen muß? Wem schulden wir die Zusage, daß jede von einem Arzt verschriebene Kur oder Massage auch von den Kassen zu bezahlen ist? Wer zwingt uns das Zugeständnis ab, daß jeder Kassenarzt nach Belieben und ohne jede Kontrolle krank schreiben darf und mit der Zulassung quasi automatisch auch einen Schlüssel zum Tresor der GKV erhält? Genauso können wir ihm oder ihr dieses so oft mißbrauchte Privileg auch wieder aberkennen. Das derzeit noch durch keinerlei Kompetenznachweis gesteuerte Recht zur unbegrenzten Verordnung von Heil- und Hilfsmitteln könnte man auch à la Seehofer durch Budgets ersetzen oder »vom Nachweis entsprechender Fachkenntnisse abhängig machen« (so der Sachverständigenrat), die vielfach übliche Fließbandausstellung von Rezepten durch Kontingentierung, das übertriebene Krankenhauseinweisen durch Zweitgutachten einzudämmen suchen. Denn genauso wie nicht jeder Rechtsanwalt gleichzeitig auch Notar sein muß, kann man auch im Gesundheitswesen die »Notarfunktion« des Kassenarztes ohne weiteres auf besonders zuverlässige Ärzte beschränken, die eben nicht auf Wunsch krank schreiben oder die Ressourcen der Kassen durch wilde Verordnungen von Drittleistungen plündern.

Genauso sind auch die übrigen Argumente für weniger Ärzte, angefangen bei der Qualität der Ausbildung, bei näherer Betrachtung nicht zu halten. Wahr (und trivial) ist hier, daß bei steigenden Studentenzahlen unter sonst gleichen Umständen die Qualität der Ausbildung natürlich sinkt. Jeder Volksschullehrer weiß, welchen Unterschied es macht, ob er zehn oder 20 Schüler in der Klasse hat. Und genauso wäre auch die Medizinerausbildung zu verbessern, müßten unsere Professoren nur halb so viele oder am besten gar nur einen einzigen Studenten unterrichten.

Offenbar ist das aber eine müßige Spekulation. Eine Ausbildung, egal wozu, ist nie so gut, wie sie theoretisch sein könnte. Wenn wir statt dessen fragen, ob die Medizinerausbildung heute schlechter ist als früher, heißt die Antwort wohl eher nein. Denn in den vergangenen Jahrzehnten sind ja nicht nur die Studentenzahlen in der Medizin gestiegen – auch die Zahl der Professoren und wissenschaftlichen Mitarbeiter ist gewaltig angewachsen. Wenn es heute also sehr viel mehr Studenten gibt, so gibt es auch sehr viel mehr Lehrkräfte, die sich um sie kümmern. Bei nur sieben Prozent der Studienplätze (verglichen mit mehr als 30 Prozent vor 100 Jahren) kamen der Medizin in Deutschland etwa 30 Prozent, seit Mitte der 70er Jahre sogar mehr als 40 Prozent der Gesamtinvestitionen im Hochschulbau zugute, und wenn heute in der deutschen Hochschullandschaft von Sparen geredet wird, so bleiben die medizinischen Fakultäten in der Regel ausgenommen. Kein anderes akademisches Ausbildungsfach wird von unseren Bildungspolitikern so verwöhnt wie die Medizin, nirgends fließen Personal und Sachmittel für Lehre und Forschung so ungehemmt wie hier. Trotz vereinzelter Engpässe, etwa bei geeigneten Patienten für gewisse Abschnitte der klinischen Ausbildung, fällt es also schwer, an einen Niveauverlust der Ausbildung zu glauben. Unsere Medizinerausbildung ist sicher nicht so gut, wie sie theoretisch sein könnte (das gilt für die Ausbildung unserer Lehrer, Busfahrer, Piloten oder Fluglotsen ebenso), aber genauso sicher auch nicht schlechter als vor zehn oder zwanzig Jahren.

Auch die Drohung von Ärztefunktionären, ohne garantiertes Einkommen müßten Mediziner zu unseriösen Praktiken flüchten, kann man doch wohl nur als Scherz begreifen. Man stelle sich einmal vor, Automechaniker oder Steuerberater wollten höhere Löhne oder Schutz vor Konkurrenz mit dem Argument erzwingen, daß sie andernfalls, um ihre Existenz zu sichern, schlampig arbeiten oder betrügen müßten! Die Sorge von Bundesärztekammer-Präsident Vilmar, im Kielwasser eines »erbarmungslosen Konkurrenzkampfes« im Gesundheitswesen könnte ein »revolutionäres Potential« heranwachsen, das unser freiheitliches Gesellschaftssystem »tiefgreifend verändern«, ja »die Grundfesten unseres Staates ins Wanken bringen« könne, ist also nicht ganz ernst zu nehmen. Offenbar hat Herr Vilmar noch nie im Lebensmittel-Einzelhandel oder im Taxigewerbe gearbeitet, wo »erbarmungsloser Konkurrenzkampf« seit jeher zum Alltag der Anbieter gehört, ohne daß unser Land daran zugrunde geht. Konkurrenz und Wettbewerb, vor denen Ärzte sich so fürchten wie der Teufel vor dem Weihwasser, sind ganz im Gegenteil das Lebenselixier jeder freien Gesellschaftsordnung, und es ist allerhöchste Zeit, daß auch der Medizinbetrieb selbst einen Schluck von dieser Medizin erhält.

7. Quo vadis, Hippokrates?

»I was slowly losing hold of my original and better self,
and becoming slowly incorporated with my second and worse«
R. L. Stevenson, The strange case of Dr. Jekyll and Mr. Hyde

»Viele Eheleute haben Kinder mit körperlichen Schäden adoptiert, und man ging davon aus, daß dies aus noblen Motiven geschähe. Doch dann stellte sich heraus, daß man sie in Teilen verkaufen wollte.«

Zu lesen in der *Hannoverschen Allgemeinen Zeitung.* Besonders aus Lateinamerika häufen sich Gerüchte, Kinder würden systematisch von geschäftstüchtigen »Eltern« adoptiert, um dann als lebende Ersatzteillager verkauft zu werden. »Professionelle Aufkäufer in Komplizenschaft mit Krankenschwestern und Rechtsanwälten erwerben neugeborene Kinder von armen Müttern zum Preis von rund 500 DM«, berichtet etwa die *Hannoversche Allgemeine Zeitung* weiter. »Aber auch ältere, in der Regel stark unterernährte Kinder sind Objekte für Geschäftemacher. Diese Kinder füttert man zuerst in privaten Heimen auf, bevor sie Ausländern angeboten werden.«

In Honduras nennt man solche Häuser »casas de engorde« – Maststationen. Wenn man einschlägigen Gerüchten glauben darf, landen die dort aufgepäppelten Kinder nicht nur bei zahlungskräftigen Adoptiveltern im reichen Amerika, sondern oft auch als Organspender auf dem Operationstisch einer Transplantationsklinik. Von den 4000 Kindern z. B., die zwischen 1984 und 1990 von brasilianischen Behörden zur Adoption nach Italien freigegeben worden sind, wurden nur 1000 in Italien registriert – wo die übrigen geblieben sind, ist unbekannt. Vielleicht sind es nur ihre Papiere, die in der italienischen Bürokratie verschwunden sind, vielleicht aber auch nicht. »In Paraguay sind fünf Brasilianerinnen und zwei andere Personen festgenommen worden«, meldet dpa, »weil sie angeblich vorhatten, sieben Kleinkinder im Alter zwischen drei und sechs Monaten in die USA zu schmuggeln. Dort hätten sie sie möglicherweise für je 15 000 Dollar an Organbanken verkaufen wollen.«

Seit diesen ersten, zögerlichen Meldungen, die man wohl nur zu gern als Zeitungsenten zu den Akten legen würde, haben dergleichen Berichte an Zahl und Glaubwürdigkeit erschreckend zugenommen, und es mehren sich Gerüchte über kriminelle Machenschaften mit menschlichen Organen auch aus anderen Ländern und Kontinenten dieser Erde. In Ägypten wird nach einer Meldung in der Hamburger *Zeit* ein sechsjähriges Mädchen entführt und nach vier Tagen verstümmelt wieder aufgefunden. »Die Täter hatten ihm durch Flankenschnitt eine Niere entfernt.« In Hongkong lassen sich reiche Chinesen laut dem Londoner *Economist* auf Bestellung Organe wie Leber, Herz und Lunge aus Zuchthäusern des Festlandes kommen – die Altbesitzer werden kurzerhand für Devisen liquidiert. In Argentinien soll laut *Süddeutscher Zeitung* der Direktor einer psychiatrischen Klinik jahrelang »einen blühenden Handel mit den Organen, dem Blut und den Babys seiner Patienten« unterhalten haben. »Vielen von ihnen wurde bei lebendigem Leib die Hornhaut aus den Augen geschnitten.« In der Exsowjetunion hätten Gerichtsmediziner, Chirurgen und Angestellte von Leichenschauhäusern in mindestens einer Stadt, die der in der westdeutschen Presse zitierte Informant aber nicht nennen will, sogenannte »Legionen« zur Vermarktung von Organen in den Westen organisiert, und regelmäßig »noch warme Nieren, Lebern, Herzen und Gehirnanhänge« mit Lastwagen aus den Krankenhäusern der Stadt abtransportiert und direkt ins Ausland geschafft. Die Organe seien für Verpflanzungen, aber auch für die Produktion von Kosmetika oder Medikamenten gedacht, und um jederzeit auf Bestellung liefern zu können, wären auch schon Morde an Patienten vorgekommen.

Niemand weiß, wie viele Menschen heute in den Krankenhäusern der dritten Welt und anderswo »nicht an der Krankheit sterben, wegen der man sie behandelte«, um die Formulierung dieses Informanten zu gebrauchen, oder ohne ihr Wissen zu Opfern von Organkaufleuten werden. Wer sich etwa im Wellington Humana Krankenhaus in London als armer Gastarbeiter einem »Gesundheitstest« unterzieht und am nächsten Morgen mit Schmerzen im Unterleib erwacht, angeblich von einer Notoperation des Blinddarms, hat zuweilen eine Niere weniger, um einen gerichtsnotorischen Fall aus unserer Nachbarschaft herauszugreifen. In mindestens vier Fällen wurde englischen Ärzten eine Organentnahme ohne Wissen und Einwilligung des Spenders nachgewiesen, zur anschließenden Vermarktung an reiche Nierenkranke vor allem aus Arabien. Die Opfer werden von professionellen Schleppern mit lukrativen Jobangeboten aus ihrer Heimat weggelockt und zu einer »Einstellungsuntersuchung« ins Krankenhaus gebracht. Dann schiebt man sie mit etwas Geld und lahmen Ausreden für den nicht zustande gekommenen Arbeitsvertrag wieder in die Heimat ab.

Können versus dürfen

Mit diesen für den modernen Medizinbetrieb zum Glück noch wenig typischen Gruselmeldungen sind wir zum Schluß wieder bei dem Generalthema dieses Buches, der großen Fortschrittsfalle der modernen Medizin, und bei einem ihrer gefährlichsten Aspekte angekommen: Nicht nur die Kluft zwischen Verheißung und Erfüllung im modernen Medizinbetrieb, auch die Spannung zwischen dem, was manche Ärzte machen wollen, und dem, was alle Ärzte machen sollen, wird täglich größer. In der modernen Medizin hat der Horizont des theoretisch Machbaren nicht nur den Rahmen des praktisch Finanzierbaren, sondern auch den Rahmen des moralisch Akzeptablen bei weitem überschritten. Zwar ist das zweite Dilemma weit älter als das erste – man muß nur an KZ-Ärzte wie Mengele und Co. erinnern –, aber die Versuchung, mit der Medizin zu schaden, statt zu helfen, war noch nie so groß wie heute.

Natürlich lehnen die meisten Ärzte Organhandel und menschliche Ersatzteillager ganz entschieden ab. Zumindest im Prinzip. Als »zum Kotzen« und »schamlose Geschäftemacherei« bezeichneten etwa deutsche Ärzte eine Werbekampagne der Firma »Internationale Transplantationsvermittlung«, die Nieren nach Bedarf verspricht, frisch importiert von lebenden Spendern aus der dritten Welt. Und auch die geplante Vermittlungsfirma für Nieren eines

Dr. Jacobs aus den USA fand bei Ärzten dies- und jenseits des Atlantiks keine offizielle Gegenliebe. »Dr. Jacobs will mit dieser Firma Nieren von gesunden Spendern kaufen«, schreibt das *Deutsche Ärzteblatt*. Er rechne mit Preisforderungen zwischen 5000 und 10 000 Dollar. Die von ihm gekauften Nieren würden dann Interessenten angeboten, die auf einer bei der Nierenbörse zu führenden Warteliste stehen. »Die müssen dann natürlich die Nieren samt Einpflanzung bezahlen; für Dr. Jacobs würden pro Implantation 5000 Dollar Provision anfallen.«

An Anbietern von Organen fehlt es dabei sicher nicht. »Für 31 000 Rupien bar auf die Hand und eine Armbanduhr als Draufgabe« ist in den Slums von Bombay und Kalkutta heute etwa eine neue Niere zu haben. »Wenn am späten Nachmittag die Sonne zu sinken beginnt und die kühlen Abendwinde vom ›Gateway of India‹ herüberwehen, dann füllen sich die Straßen in Bombays Colaba-Viertel mit Arabern«, schreibt Gabriele Venzky in der *Hannoverschen Allgemeinen Zeitung*. »Doch das sind keineswegs alles Shopping- oder Sex-Touristen. Viele sind gekommen, um nach einem lebenden Organspender zu suchen.« Auch Kunden aus Singapur und Japan wie auch aus Europa, wo inzwischen Organübertragungs-Pauschalreisen angeboten werden (DM 50 000, alles inbegriffen), würden immer häufiger.

»Arbeitsloser bietet Niere für einen Job«, meldet eine andere Schlagzeile in der gleichen Zeitung. »Ein arbeitsloser Argentinier will eine Niere gegen Arbeit eintauschen, um die drohende Zwangsversteigerung seines Hauses aufzuhalten. ›Diesen Entschluß habe ich gefaßt, weil ich auf irgendeine Weise meiner Familie das Dach über dem Kopf erhalten will‹, sagte Jorge Ruben Quevedo im argentinischen Badeort Mar del Plata nach einer Meldung der Nachrichtenagentur Telam. ›Vielleicht ist das nicht legal, aber es ist auch nicht legal, daß ich nach einem Jahr Arbeitslosigkeit keinen neuen Job finden kann‹, meinte der verzweifelte Vater von zwei Kindern.«

Daß solche Geschäfte nicht ohne Mitwirkung von Ärzten möglich sind, versteht sich fast von selbst. Zwar lehnen deutsche Kliniken derzeit noch Transplantationen von gekauften Organen ab – Nieren etwa von nichtverwandten Lebenspendern werden grundsätzlich nicht verpflanzt. Aber die Frage ist, wie lange noch. Denn was tut ein Arzt, dessen Patient ohne neue Niere sterben wird, wenn ein Vertreter des Herrn Jacobs mit Musterkoffer auf der Praxisschwelle steht? Wem gilt seine Loyalität zuerst: seinem konkreten Patienten oder einem übergeordneten moralischen Prinzip?

Diese geteilte Loyalität ist typisch für die gesamte moderne Transplantationsmedizin – sie hat in gewisser Weise das Glück des einen systematisch mit dem Unglück des anderen verkettet. Durch die Einführung der Sicherheitsgurte z. B. nahmen die tödlichen Verkehrsunfälle drastisch ab, die Engpässe in der Transplantationsmedizin dagegen zu. Gäbe es überhaupt keine tödlichen Verkehrsunfälle mehr, wäre das zugleich für Hunderte von Herz-, Leber- oder Lungenpatienten der sichere Tod, wie ansatzweise schon heute zu beobachten. »Die im Februar dieses Jahres verhängte Anschnallpflicht erwies sich als so wirksam, daß bereits ein Mangel an Organspendern herrscht« (*Euromed*). Die Hälfte der gespendeten Nieren z. B. stamme im allgemeinen von Verkehrsopfern, und da die Zahl der Unfälle drastisch zurückgegangen sei, warteten derzeit weit mehr Patienten als sonst auf eine Transplantation.

Kann sich also ein gewissenhafter, nur auf das Wohl seiner Patienten bedachter Herzchirurg über den stetigen Rückgang der tödlichen Unfälle bei Verkehr und Arbeit, den wir in den letzten 20 Jahren beobachten, wirklich nur von ganzem Herzen freuen? Solange die Experimente mit Tierorganen noch an Abstoßreaktionen des menschlichen Organismus scheitern (von den Protesten der Tierschützer einmal abgesehen), sind Unfallopfer, und zwar möglichst junge Unfallopfer, die wichtigsten Spender für die Mehrzahl aller verpflanzbaren Organe, und je weniger junge Menschen durch Unfälle umkommen, desto prekärer wird die Lage für die Patienten, die diese Organe brauchen.

Solche moralischen Zwickmühlen erzeugt die moderne Medizin auch anderswo. So war etwa in *Newsweek* von 8000 abgetriebenen Föten aus indischen Hospitälern zu lesen: ein Junge und 7999 Mädchen. Seit die Geschlechtsbestimmung vor der Geburt weltweit problemlos möglich ist, hören Frauenärzte auf die Nachricht, daß die Patientin ein Mädchen bekommen wird, in bestimmten asiatischen Ländern immer häufiger den Wunsch: »Dann möchte ich lieber abtreiben.«

Dann wieder haben Arbeitgeber und Lebensversicherungen, die sich seit jeher und nicht nur aus Nächstenliebe für unsere Gesundheit interessieren, heute immer mehr Möglichkeiten, Dinge zu erfahren, die sie eigentlich nichts angehen. Mittels der sogenannten Genom-Analyse etwa kann man heute bestimmte Erbkrankheiten wie Neigung zur Epilepsie schon lange vor Ausbruch erkennen. Wird das dazu führen, daß Arbeitgeber künftig bei Neueinstellungen einen »Gen-Paß« verlangen?

Oder was tun wir mit sogenannten »Anenzephalie-Kindern«, hirnlosen, nicht lebensfähigen Neugeborenen, von denen es mehr gibt, als man denkt, in den USA etwa 3000 jährlich. Sie gelten als klinisch tot, obwohl die Lebensfunktion durch die Nabelschnur noch erhalten ist; selten überstehen sie die ersten Stunden nach der Geburt. Nachdem es lange als fraglich galt, ob die Organe von Anenzephalie-Kindern die notwendige Funktion bei einem größeren Kind oder gar bei einem Erwachsenen übernehmen könnten, hat man hier bei Nieren erste Erfolge vorzuweisen und auch schon andere Organe wie Herz und Leber im Visier. Diese könnten, so spekuliert man, »Kindern mit schwer geschädigter Leber nach Gallengangsverschlüssen sowie Babys mit nicht zu behebenden Herzfehlern möglicherweise das Leben retten«.

Aber auch diese Aussicht ist nicht ungefährlich. Oft werden diese Mißbildungen schon früh entdeckt; wie soll man eine Mutter, die weiß, daß ihr Kind nie leben wird, dennoch überreden, den Fötus auszutragen? In einschlägigen Pressemeldungen ist hier viel von moralischen Appellen die Rede oder davon, daß Eltern »die Nachricht von der schweren Mißbildung als erträglich empfinden, wenn ihr Kind wenigstens auf diese Weise noch anderen schwerkranken Kindern helfen kann«.

Amen, würde man dazu gern sagen, sähe die Realität nicht allzuoft ganz anders aus. Sicher wäre es schön, wenn Menschen sich immer nur von Nächstenliebe leiten ließen. Aber die meisten Menschen sind keine Heiligen. Viel eher darf man vermuten, daß diese Bereitschaft in der Regel erkauft werden muß. Ja, es ist sogar möglich und vorstellbar, schreibt ein Arzt in einem Leserbrief an die *Frankfurter Allgemeine Zeitung*, »gezielt Embryonen mit toxisch oder durch entsprechende DNS-Effekte bedingten anencephalen Mißbildungen (und anderen, nicht mit dem Leben post partum zu vereinbarenden Defekten) durch Leihmütter (die sich immer finden lassen) austragen zu lassen, um sie dann als ›Ersatzteilkörper‹ vermarkten zu können«.

Leihmütter und Wegwerfväter

Und auch die Inflation der »Retortenbabys«, »Leihmütter« und »Wegwerfväter« stellt uns vor ungewöhnliche Entscheidungen. In Südafrika z. B. hat eine Großmutter ihre eigenen Enkel zur Welt gebracht; die 48jährige Frau hatte für ihre Tochter, der bei einer früheren Geburt die Gebärmutter entfernt worden war, drei Kinder auf einmal ausgetragen und gebar den Nachwuchs – zwei Jungen und ein Mädchen – dann durch Kaiserschnitt. Abgesehen von den recht komplizierten Verwandtschaftsverhältnissen – ist das Mädchen nun die Schwester seiner Mutter oder die Tante seiner Brüder, oder was? –, werfen solche Wundertaten eine wahre Schlangengrube von moralischen Problemen auf. So findet man z. B. »Leihmütter«, die eine künstlich befruchtete Eizelle stellvertretend für die Lieferantin der weiblichen Eizelle austragen, in der Regel nicht um Gotteslohn. Rund 10 000 bis 20 000 Dollar werden heute in den USA dafür verlangt, plus das Honorar für den Vermittler und die Kosten des Labors. Oder eine »Leihmutter« gibt wie im berühmten Fall des »Baby M.« ihr Kind nicht her. Hier hatte ein kinderloses New Yorker Ehepaar eine junge Frau, Mutter zweier Kinder, gegen 10 000 Dollar Honorar überredet, mit dem Samen des Mannes nochmals schwanger zu werden. Jedoch gab diese nach der Geburt das Kind vertragswidrig nicht ab. Die Frage ist, wem gehört das Baby nun?

In einer anderen, entgegengesetzten Affäre hatte eine Leihmutter ganz gegen die Vereinbarung Zwillinge bekommen, d. h., es gab auf einmal ein Kind zuviel. Muß die Leihmutter jetzt das »Überschußkind« behalten? Und wie entscheiden wir über das Schicksal elternloser Embryos, die heute tiefgefroren der Geburt (oder auch nicht) entgegensehen? Da es heute möglich ist, befruchtete Eizellen zwecks späterer Verwendung fast beliebig lange einzufrieren, kommt es zuweilen vor, daß diese schon vor der Geburt zu Waisen werden. So hatte etwa der australische Bundesstaat Victoria über zwei Embryos zu entscheiden, deren »Eltern« bei einem Flugzeugabsturz ums Leben gekommen waren. Die Mutter hatte die künstlich befruchteten, drei Tage alten Eizellen im Zentrum für künstliche Befruchtung am Queen Victoria Hospital in Melbourne einfrieren lassen. Sie sollten ihr nach der Rückkehr von einer Auslandsreise eingepflanzt werden.

Zunächst hatte man die »Vernichtung« der verwaisten Embryos empfohlen, da die Eltern keine diesbezügliche Verfügung für den Fall ihres Todes hinterlassen hatten. Nach heftigen Protesten wurden sie dann zur Einpflanzung in andere Frauen freigegeben, die auf andere Weise keine Kinder haben können.

Eine andere Möglichkeit wäre auch eine »Karriere« in der Forschung gewesen. Denn Embryos werden auch schon künstlich allein für Forschungszwecke erzeugt. Die Deutsche Forschungsgemeinschaft wie auch die Bundesärztekammer halten solche Experimente für ethisch vertretbar, da man so Erkenntnisse gewänne, »die nach dem Urteil bester Sachkenner geeignet erscheinen, künftig vielen Menschen schweres Leid zu ersparen«.

Aber vielleicht kann man so auch Schachweltmeister und Olympiasieger züchten. »Kommen bald Wunschkinder à la carte?« fragt etwa Katharina Zimmer in der *Zeit.* »Ich kann Ihnen nur gratulieren. Diesmal ist es ein Junge«, nimmt sie einen durchaus möglich Arztbericht des Jahres 2000 vorweg. »Augenfarbe blau, wie Sie es gewünscht haben. Genetische Anomalien konnten wir ausschließen. Ein kleiner Schönheitsfehler: Der Intelligenzquotient wird vermutlich nicht besonders hoch sein, aber im Bereich des Normalen liegen. Leider ist uns der versuchte Gentransfer nicht gelungen. Und wir wollten nicht mit weiteren Korrekturen den ansonsten hochwertigen Keim gefährden. Übrigens, in Anbetracht der ausgezeichneten Gesamtqualität empfehlen wir Ihnen, eine Teilung des Embryos vornehmen zu lassen. Das hätte für Sie gleich drei Vorteile. Erstens: Im Falle des Mißlingens der Schwangerschaft oder auch des vorzeitigen Todes Ihres Kindes hätten wir dann noch eine Kopie auf Eis. Zweitens: Entspricht dieses Kind in besonderem Maß Ihren Wünschen, könnten wir jederzeit einen Zwilling produzieren. Drittens: Sollte Ihr Sohn später ein Organtransplantat benötigen, könnten wir später auf den Ersatzembryo zurückgreifen und entsprechendes Organgewebe züchten.«

Freuen oder fürchten

Sollen wir uns angesichts dieser Zukunft freuen oder fürchten?

Vielen Menschen, vor allem in Deutschland, von wo nicht umsonst das Fremdwort »Angst« in viele Sprachen eingegangen ist, erscheint diese Frage rein rhetorisch – im Zweifelsfall wird sich zunächst einmal gefürchtet. Und daß dazu auch Grund genug vorhanden ist, kann ja kaum bezweifelt werden, auch wenn ein Teil des aktuellen Wehgeschreis geheuchelt ist. Wenn etwa ein Abgeordneter der Grünen das Protokoll einer Arbeitsgruppe »Fortpflanzungsmedizin«, worin deutsche Wissenschaftler Forschungen an lebenden Embryonen in den ersten 14 Tagen nach der Verschmelzung von Ei und Samen unter bestimmten Bedingungen für gerechtfertigt halten, ein »Dokument der Brutalisierung« nennt, so sollte er besser bedenken, wie sehr er dabei selbst im Glashaus sitzt – ist doch ein ungeborener Embryo gerade für seine Parteigenossen nicht viel mehr als ein Wegwerfartikel. Die Sorge um das ungeborene Leben motiviert diesen Abscheu sicher nicht; eher steht zu vermuten, daß in erster Linie die Pharmaforschung und die Medizin ganz allgemein verunglimpft werden sollen und daß die »Menschenwürde« dabei nur vorgeschoben ist.

Auch die wachsende Rolle des Geldes in der modernen Medizin ist für sich allein genommen noch kein Grund zur Panik. Schließlich erwarten wir ja auch von unseren Bäckern und Metzgern keine Menschenliebe. Wenn heute Forscher weltweit rund um die Uhr nach Mitteln gegen Krebs, Aids oder Herzversagen suchen, so meistens nicht aus Nächstenliebe – hätte die Menschheit sich auf dieses

Motiv verlassen müssen, würden wir heute noch in Höhlen hausen und unser Essen mit der Keule suchen.

Bedenklich sind weniger die Möglichkeiten und Motive als vielmehr und in erster Linie ein Mangel an Normen und anerkannten Konventionen, die uns durch den aktuellen Nebel in die Zukunft des Gesundheitswesens führen. Denn auch in der freiesten aller Marktwirtschaften gibt es Dinge, die man nach allgemeiner Wertauffassung nicht verkauft (seine Kinder zum Beispiel), und genauso müssen wir uns einig werden, was im Gesundheitswesen käuflich sein darf und was nicht, was Ärzten erlaubt sein soll zu therapieren und was nicht, und unabhängig davon auch noch, was wir bereit sind zu finanzieren und was nicht.

Dieses Abstecken des Terrains liegt zum großen Teil noch vor uns, es wird noch Stoff für viele Bücher liefern. Wir müssen uns erst daran gewöhnen und werden vermutlich noch einige Zeit für diese Gewöhnung brauchen, daß nun auch die Medizin als letzte der großen Wissenschaften aus einer Jahrtausende alten Impotenz und Ignoranz, damit aber auch aus einer Jahrtausende als selbstverständlich akzeptierten Unschuld herausgewachsen ist. Wer einmal vom Baum der Erkenntnis gegessen hat, findet nie wieder ins Paradies zurück, ein Paradies, das nun auch die Medizin ein für allemal verlassen hat.

Das können wir bedauern oder begrüßen, ändern können wir es nicht; potentieller Mißbrauch ist der Zwillingsbruder jedes Fortschritts, in der Medizin wie anderswo. Hätte nicht ein Nomade vor mehreren tausend Jahren in Arabien das Rad erfunden, gäbe es heute auch keine Panzer und Atomraketen, und wäre die Medizin auf dem Kenntnisstand des Hippokrates verharrt, hätten wir im modernen Gesundheitswesen sehr viele moralische Probleme weniger. Solange Eltern das Geschlecht eines Ungeborenen nicht wissen, können sie auch nicht Schicksal spielen, solange künstliche Befruchtung noch nicht möglich ist, gibt es keine »Leihmütter« und solange man Organe nicht verpflanzen kann, gibt es auch keinen Anreiz, damit kriminell zu handeln. Diese Versuchungen gehören zum Fortschritt der Medizin wie die Wehen zur Geburt, und sind nur zum Preis der Rückkehr in die Steinzeit völlig zu vermeiden.

8. Ausblick und Fazit

Die moderne Medizin kann mehr, als wir uns leisten können oder wollen. Das ist die zentrale These dieses Buches. Daraus folgt mit logischer Notwendigkeit, daß die moderne Medizin gerade *durch* ihre Erfolge als biologisch-technischer Reparaturbetrieb eine Rationierung ebendieser Reparaturen geradezu erzwingt. Und hier steht mit voller Absicht »Rationierung« statt des üblichen Herumgeredes, denn genau das kommt in Zukunft auf uns zu: nicht nur *Rationalisierung*, sondern ganz dezidiert auch *Rationierung*, eine mehr oder minder drastische Begrenzung der Ausgaben im Gesundheitswesen, obwohl durchaus noch weit mehr Mittel sinnvoll einzusetzen wären.

Es wird in Zukunft immer offensichtlicher unmöglich werden, allen Kranken und Patienten eine am letzten Stand der Technik orientierte Maximalversorgung anzubieten; ob mit Globalbudget für Krankenhäuser oder ohne, ob mit Sachleistung oder Kostenerstattung, ob mit Positivliste für Arzneimittel oder mit Negativliste oder gar keiner Liste, ob mit Fallpauschalen oder Pflegesätzen, ob unser Gesundheitsminister Seehofer oder Dressler heißt, so oder so werden immer mehr Menschen länger leiden oder früher sterben, die bei mehr Geld für Medizin und Krankenhäuser noch nicht hätten sterben müssen; diese Spannung zwischen Machbarkeit und Finanzierbarkeit bliebe auch dann vorhanden, wenn alle Ärzte und Patienten Engel wären und die Pharmaindustrie ein Zweigbetrieb der Heilsarmee, sie wird von nun an bis zum Ende aller Zeiten den Medizinbetrieb der armen wie der reichen Staaten dieser Erde verunsichern und dominieren.

Fakten versus Werturteile

Mit dieser, der zentralen These dieses Buches werden keine Werturteile ausgesprochen, es werden allein und ausschließlich Fakten konstatiert, für die der Schreiber dieser Zeilen genausowenig verantwortlich ist wie deren Leser. Die These lautet nämlich nicht: »die Medizin *soll* rationiert werden«, sondern: »die Medizin *wird* rationiert werden«, und das ist ein großer Unterschied. Dieses Buch handelt nicht von dem, was sein *soll*, sondern von dem, was sein *wird*, und das sollte man doch sauber auseinanderhalten. Das eine ist ein Wunsch oder ein Werturteil, das andere eine völlig wertneutrale Feststellung einer Tatsache, für die der, der sie ausspricht, genausowenig etwas kann, wie etwa ein Klimaforscher für das Ozonloch etwas kann. Und genausowenig, wie wir einen Klimaforscher beschimpfen, der sagt: Über der Antarktis gibt es ein Ozonloch, genausowenig sollten wir einen Statistiker beschimpfen, der sagt: In der modernen Medizin gibt es ein Bedarfsloch, einen Überhang des theoretisch Machbaren über das praktisch Finanzierbare, denn in beiden Fällen wird völlig wertneutral allein ein Faktum konstatiert.

Die Frage ist dabei auch schon längst nicht mehr, wie vermeiden wir das in diesem Faktum enthaltene Dilemma, denn das wird bis zum Ende aller Tage mit uns sein, sondern nur noch, wie reagieren wir darauf.

Hier ein Beispiel, wie das funktionieren könnte – ein Artikel aus der *Süddeutschen Zeitung* vom März 1993: Schlagzeile: Verzicht auf Rettungshubschrauber – Die Kassen sparen – Keine Station für die Oberpfalz.« Im Text heißt es dann weiter:

»Neue Stationen für Rettungshubschrauber sollen in Bayern nach Angaben des Innenministeriums nicht mehr eingerichtet werden. Damit hat die Oberpfalz... keine Chance mehr, einen solchen Standort zu bekommen. Die Kassen seien trotz intensiver Bemühungen von Innenminister Edmund Stoiber nicht bereit gewesen, die Betriebskosten von jährlich 1,5 bis 3,5 Millionen Mark zu übernehmen.«

Einen Rettungshubschrauber nicht zu stationieren ist das gleiche, wie eine Ampel nicht zu bauen oder ein Radargerät am Flugplatz einzusparen, hier stehen allein statistische Menschenleben zur Debatte, genau wie im Umweltschutz und bei der Verkehrsplanung, und deshalb ist auf dieser Ebene auch im Gesundheitswesen Rationierung ethisch zu vertreten.

Schließlich können wir ja auch sehr gut damit leben, daß jedes Jahr in Deutschland mehr als tausend Menschen durch Verkehrsunfälle sterben, nur weil sie sich keinen Mercedes leisten können. Die Wahrscheinlichkeit, bei einem Verkehrsunfall zu sterben, ist für Kleinwagen je nach Marke bis zu zehnmal größer als für einen Achtzylinder, aber trotzdem liegt es wohl den meisten fern, für jeden erwachsenen Bundesbürger einen Daimler-Benz auf Krankenschein zu fordern (was aber nur logisch wäre, wenn man gewisse progressive gesundheitspolitische Maximen konsequent zu Ende dächte). Aber wenn das Auto gegen den Baum gefahren ist und der Rettungswagen kommt, dann sollen der Mercedes- und der Fiat-Fahrer gleiche Chancen haben.

Wie auch immer wir die knappen Gesundheitsgüter aber auch verteilen, ob per Versteigerung an den Meistbietenden, ob über Warteschlangen, ob über staatliche Zuteilung oder, wie hier vorgeschlagen worden ist, durch Sparen auf der Planungsebene, *daß* rationiert werden muß, steht fest. Wir haben überhaupt nicht mehr die Wahl. Durch die enormen Erfolge der Vergangenheit hat die moderne Medizin sich selbst und die Gesellschaft als Ganzes in eine regelrecht tragische Situation geführt, in der es wie in einer griechischen Tragödie nur sehr schwer einen für alle ehrenvollen Ausweg gibt.

Nicht zu lösen, aber auszuhalten

Dieser Überhang des theoretisch Machbaren über das praktisch Finanzierbare bedeutet nicht, daß der Umfang des praktisch Finanzierbaren beschnitten werden muß. Das Gegenteil ist wahr. Aus den heute 500 Milliarden jährlich für Gesundheit werden bald 600, 700 oder 800 Milliarden werden, bald hat der deutsche Medizinbetrieb mehr Mittel zur jährlichen Verfügung als das ganze deutsche Sozialprodukt des Jahres 1970.

Auch nach Abzug aller Preissteigerungen nehmen die den Heilberufen zufließenden Mittel in Zukunft real weiter zu – noch mehr Spezialkliniken, medizintechnische Großgeräte, Ärzte, Apotheker, Herzschrittmacher, Pharmapräparate. Rationierung bedeutet nicht das Ende des Fortschritts in der Medizin. Ein Arzt des Jahres 2050 wird sich voll Abscheu und Entsetzen abwenden vor den primitiven Diagnoseverfahren und Heilmethoden seiner Kollegen vom Ende des 20. Jahrhunderts, genauso wie die jungen Ärzte heute die meisten Medikamente und medizinischen Geräte der 30er Jahre nur noch aus dem Museum kennen. Aber all dieser Ausweitung des Angebots zum Trotz: Das, was medizinisch sinnvoll machbar wäre, nimmt noch schneller zu, der Horizont der Wünsche weitet sich schneller, als die öffentlichen und privaten Kassen folgen können, wie angestrengt auch immer wir dem Regenbogen einer Optimalversorgung nachlaufen, er bleibt eine unerreichte Illusion.

Das ist im Prinzip kein Grund zur Panik, denn ein halb gefülltes großes Glas ist den meisten Menschen immer noch lieber als ein gut gefülltes kleines. Wir müssen nur entscheiden, wer von denen, die die leere Hälfte gern getrunken hätten, seinen oder ihren Anspruch vergebens reklamiert.

Dieses Dilemma ist nicht zu vermeiden, es ist nur auszuhalten. wir müssen damit leben, wie wir auch mit vielen anderen unangenehmen Wahrheiten leben müssen. Und vielleicht hätte diese »schöne neue Welt« allein schon dadurch viele Schrecken weniger, daß wir alle zusammen und jeder einzelne für sich allein damit ins reine kämen, daß wir alle einmal sterben müssen; dann wäre ein großer Teil der Hektik nicht mehr nötig, mit der wir heute um jede Minute auf dieser schönen Erde kämpfen, dann könnten wir endlich anfangen, unter den Tausenden möglicher Wege in die Zukunft einen solchen auszusuchen, an dessen Ende dann tatsächlich, wie schon von Goethe vorausgesehen, einer des anderen humaner Krankenwärter werden wird.

9. Epilog: Die Tragödie der Struldbrugs

Auf seiner dritten Reise kommt Gulliver in das Land der Luggnag-gier, ein »höfliches und gutmütiges Volk«, wo er von den Struld-brugs sprechen hört. »Eines Tages fragte mich in einer großen, ange-nehmen Gesellschaft ein Mann von Stand, ob ich schon einen ihrer ›Struldbrugs‹ oder ›Unsterblichen‹ gesehen hätte. Ich sagte nein und bat, er möchte mir erklären, was er mit einer solchen Bezeich-nung meine.«

Und Gulliver erfährt, daß zuweilen, wenn auch selten, in einer luggnaggischen Familie ein Kind mit einem runden, roten Fleck auf der Stirn geboren wird, ein unfehlbares Zeichen, daß dieses Neuge-borene niemals sterben werde.

Gulliver ist begeistert. »Wie in Verzückung rief ich aus: ›O glück-liche Nation, wo jedes Kind wenigstens das Los erhoffen kann, un-sterblich zu sein! O glückliches Volk, das sich so vieler Beispiele der alten Tugend erfreut und Lehrer besitzt, die es in der Weisheit aller früheren Zeiten unterrichten können!« Und er macht sich auf, ei-nen Struldbrug persönlich kennenzulernen.

Aber der König der Luggnaggier und die anderen Menschen die-ses »höflichen und gutmütigen Volkes« können Gullivers Begeiste-rung nicht teilen. Auch Gullivers Gastgeber bleibt reserviert, er hört den Entzückungsrufen freundlich zu, und dann erzählt er Gulliver, wie die Struldbrugs leben. »Er sagte, sie benähmen sich wie ge-wöhnliche Sterbliche, bis sie etwa dreißig Jahre alt wären; dann würden sie allmählich melancholisch und niedergeschlagen, und beides steigere sich, bis sie das achtzigste Jahr erreichten... [Dann] zeigten sie nicht allein alle Torheiten und Schwächen anderer alter Leute, sondern noch viel mehr, die eine Folge der furchtbaren Aussicht, niemals zu sterben, seien. Sie wären nicht allein verdrießlich, habgierig, geschwätzig, sondern auch der Freundschaft unfähig und unempfänglich für jede natürlich Zuneigung, die sich nie über ihre Enkel hinaus erstrecke. Neid und ohnmächtige Begierden sind ihre vorherrschenden Eigenschaften... Sie erinnern sich nur an das, was sie in ihrer Jugend und in ihrem mittleren Alter gelernt und beobachtet haben, und selbst daran nur sehr unvollkommen... Die am wenigsten unglücklichen unter ihnen scheinen noch diejenigen zu sein, die kindisch werden und ihr Gedächtnis völlig verlieren; diesen wird mehr Mitleid und Hilfe zuteil, da ihnen viele schlechte Eigenschaften fehlen, die bei anderen im Übermaß vorhanden sind.«

Mit achtzig werden die Struldbrugs als rechtlich tot betrachtet; ihre Erben übernehmen das Vermögen bis auf eine kleine Summe für den Unterhalt, die Ärmeren werden durch den Staat ernährt. Sie dürfen keine öffentlichen Ämter bekleiden, weder Grundbesitz erwerben noch als Zeuge auftreten. »Mit neunzig verlieren sie die Zähne und Haare; in diesem Alter nehmen sie keinen Geschmacksunterschied mehr wahr, sondern essen ohne Vergnügen und Appetit, was sie bekommen können. Die Krankheiten, denen sie ausgesetzt waren, dauern immer fort, ohne sich zu verschlimmern oder zu verbessern. Beim Sprechen vergessen sie die gewöhnlichen Bezeichnungen von Sachen und die Namen von Personen, sogar derjenigen, die ihre nächsten Freunde und Verwandten sind.«

Später lernt Gulliver dann wirklich ein paar Struldbrugs kennen, und er ist nicht erfreut. »Es war das gräßlichste, was ich je auf dieser Welt gesehen habe.«

Sachwörterverzeichnis